经方时方

鲍艳举 花宝金 著

"六经辨证"应用案解（第2版）

——『《方剂学》全部方剂』之六经解析与名医案解

全国百佳图书出版单位

中国中医药出版社

·北京·

图书在版编目（CIP）数据

经方时方"六经辨证"应用案解 / 鲍艳举，花宝金

著 . —2 版 . —北京：中国中医药出版社，2021.9（2023.5 重印）

ISBN 978-7-5132-7077-9

Ⅰ . ①经… Ⅱ . ①鲍… ②花… Ⅲ . ①六经辨证—医

案—汇编—中国—现代 Ⅳ . ① R241.5

中国版本图书馆 CIP 数据核字（2021）第 141096 号

中国中医药出版社出版

北京经济技术开发区科创十三街 31 号院二区 8 号楼

邮政编码　100176

传真　010-64405721

河北省武强县画业有限责任公司印刷

各地新华书店经销

开本 710×1000　1/16　印张 20　字数 306 千字

2021 年 9 月第 2 版　2023 年 5 月第 2 次印刷

书号　ISBN 978 – 7 – 5132 – 7077 – 9

定价　88.00 元

网址　www.cptcm.com

服 务 热 线　010-64405510

购 书 热 线　010-89535836

维 权 打 假　010-64405753

微信服务号　zgzyycbs

微商城网址　https://kdt.im/LIdUGr

官 方 微 博　http://e.weibo.com/cptcm

天猫旗舰店网址　https://zgzyycbs.tmall.com

如有印装质量问题请与本社出版部联系（010-64405510）

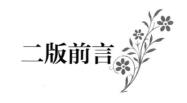

二版前言

大学教材《方剂学》的362首方剂，能否皆用"六经辨证"的思维进行临床应用呢？

六经辨证：经方、时方交融的临床验证

很多中医学习者，包括临床多年的中医大夫，都有这样的困惑：

广泛应用的"时方"，能否运用"六经辨证"来进行临床应用呢？

源自《伤寒杂病论》的"六经辨证"，到底和"八纲辨证""气血津液辨证""脏腑经络辨证"是什么关系？

因为这涉及临床实效的高低，所以，这种探讨绝对不是单纯的理论探讨，而是提高临床疗效的焦点所在。

对于"时方之六经辨证（或者说《方剂学》教材全部方剂之六经辨证"）这个课题，的确是当代中医临床界的重大课题，具有立竿见影的临床价值和影响深远的理论价值。

所幸的是，中国中医科学院广安门医院副院长花宝金教授注意到这个课题，并指导其学生——广安门医院鲍艳举医师从事这个课题的具体研究。本书就是这个课题的具体成果，并被列入全国经方论坛（中华中医药学会主办）"中医临床课题组"重点项目。

六经辨证虽大法，各家"六经"有差异

古往今来，对于六经辨证的"六经"，有着几类代表性（且都有临床疗效支持）的说法：六经是经络（涉及脏腑经络）、六经是气化（涉及五运六气）、六经是八纲（涉及阴阳表里虚实寒热）。

虽然各大名家所谈"六经名称"（太阳病、阳明病、少阳病、太阴病、少阴病、厥阴病）相同，但其"六经内涵"却可能有所不同。比如，同样一个真武汤方证，刘渡舟先生认为其为少阴病，而胡希恕先生认为其为太阴病。

为什么会出现这种情况呢？因为各大学派、各位名家对"六经"的界定并不完全一致。比如，刘渡舟先生认为，少阴包括手少阴心和足少阴肾，因此，少阴病也就是心肾疾患（刘渡舟《伤寒论通俗讲话》）。而胡希恕先生认为，六经是病位（表、里、半表半里）和病性（阴阳）的结合，所以，少阴病的实质就是"表阴"（病位在表，病性为阴）疾患，太阴病的实质就是"里阴"（病位在里，病性为阴）疾患。

所以，如果谈及"六经辨证"，必须首先要明确说明"六经"的清晰界定。本书所说的"六经"，采取如下病位、病性结合的六经界定（表1）。

表1　六经界定

病性＼病位	表	里	半表半里
阳	太阳病	阳明病	少阳病
阴	少阴病	太阴病	厥阴病

阴阳之义有多种，精细辨析定准绳

"六经辨证"之病性分为两大类别：阴、阳。"三阳病多属热证、实证，概括为阳证；三阴病多虚证、寒证，概括为阴证。"（《伤寒学》大学教材，熊曼琪主编，中国中医药出版社）

虽然对阴阳的具体概念各家比较一致，但在临床上也有争议。比如，虚寒属阴、实热属阳，但是，虚热、实寒到底属于阴还是阳？举例来说，大黄附子汤的"里实寒"，到底是"里阳"（阳明病），还是"里阴"（太阴病）呢？大黄附子汤证在病性上为实寒，单论"实"是阳性，单论"寒"是阴性。实寒合起来，到底应该属于阳还是属于阴呢？所以，我们必须对"阴阳"和"虚实""寒热"的关系制定严格的准绳（表2）。

表 2　六经辨证与八纲辨证

六经辨证			八纲辨证（含气血津液辨证）		
阳性病	太阳病（表阳）	表	虚实	虚证	实证
	阳明病（里阳）	里	气证	气虚	气滞
	少阳病（半阳）	半	血证	血虚	血瘀
阴性病	少阴病（表阴）	表	津证	津虚	水湿 （痰饮、食积）
	太阴病（里阴）	里	（平）寒热	虚寒虚热	实寒实热
	厥阴病（半阴）	半	表里（半）	表虚里虚	表实里实

当代大学教科书强调：寒被规定为阴，就不能反称为阳；反之，热被规定为阳，就不能反称为阴。其阴阳属性具有不可变性和不可反称性。所以，我们可以按照"寒为阴，热为阳"的标准，把"里实寒"（如大黄附子汤证）划归里阴（太阴病），把"里虚热"（如竹叶石膏汤证）划归里阳（阳明病）。

虚实，随热而阳，随寒而阴。那么，气证、血证、津证，也随着寒热的属性而确定最终的阴阳属性。气虚、血虚、津虚、气滞、血瘀、水湿，也随热而阳，随寒而阴。

如果是单纯的不寒不热（即"平"）的气虚、血虚、津虚、气滞、血瘀、水湿，则气虚、血虚、津虚因虚而阴，气滞、血瘀、水湿大致因实而阳，但血瘀须温通而略偏阴性，水湿痰饮则因水性偏寒而略偏阴性。

本书将全部采用如上标准界定阴阳属性（表 3、表 4）。

表 3　"平寒热"与"气血津"之阴阳属性界定

	虚证	实证
平证（阴或阳）	虚平（阴）	实平（阳）
寒证（阴）	虚寒（阴）	实寒（阴）
热证（阳）	虚热（阳）	实热（阳）
气证	气虚平（阴）	气滞平（阳）
	气虚寒（阴）	气滞寒（阴）
	气虚热（阳）	气滞热（阳）

	虚证	实证
血证	血虚平（阴）	血瘀平（阴）
	血虚寒（阴）	血瘀寒（阴）
	血虚热（阳）	血瘀热（阳）
津证	津虚平（阴）	水湿平（阴）
	津虚寒（阴）	津实寒（阴）
	津虚热（阳）	津实热（阳）

* 平：指不偏寒也不偏热的特殊情况。

* 上述"病性"及组合的病位，为表、里、半表半里（及上中下、脏腑肢体经络等）。

表 4　阴阳与"虚实平寒热"、六经的关系

			表	里	半表半里
虚实平寒热	实平（气滞） 实热（气血津"附属于"虚实寒热） 虚热（气血津"附属于"虚实寒热）	阳	表阳 （太阳病）	里阳 （阳明病）	半阳 （少阳病）
	虚平（气虚、血虚、津虚） 实平（血瘀，水湿痰饮，食积，略偏寒） 实寒（气血津"附属于"虚实寒热） 虚寒（气血津"附属于"虚实寒热）	阴	表阴 （少阴病）	里阴 （太阴病）	半阴 （厥阴病）

　　归根到底，"六经"（比如太阴病、阳明病），只是指向病机（如里实寒、里虚热）的"手指"而已。不同的"手指"，有可能指向相同的病机。《金刚经》云："法尚应舍，何况非法。"希望读者朋友不妨运用自己惯用的辨证方法，独立对《方剂学》全部方剂进行独立解析："长歌吟松风，曲尽河星稀。我醉君复乐，陶然共忘机。"

　　本书从第一版在 2011 年出版之后，已经历经了十年时光，上万名读者借助此书走进"六经辨证"之门。根据读者的反馈意见，我们对本书个别地方做了修订，推出第二版。希望更多的读者由此步入"经方殿堂"。

中国中医药出版社　刘观涛

2021 年 7 月

自序

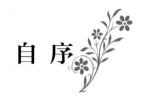

"方剂"一词，最早出现于南北朝前后，《梁书·陆襄传》记载："襄母卒患心痛，医方须三升粟浆……忽有老人诣门货浆，量如方剂。"《新唐书·甄权传》中附许胤宗云："脉之妙处不可传，虚著方剂，终无益于世。"这里所说的方剂，即指医方而言。章太炎在《论本草不始子仪》中说："夫商周间既以药治病，则必先区其品为本草，后和其剂为经方。"可知汉前所称经方亦方剂之属，即据证有机用药组合即为方剂，不过经方的方剂强调方与证对应，故确切地说应称为方证。现在大学教材中"方剂"的定义是指在辨证审因确定治法之后，选择合适的药物，酌定用量，按照组方结构的要求，妥善配伍而成的。

教材中"方剂学"的定义是研究和阐明治法与方剂的理论及其临床运用的一门学科，是中医学的主要基础学科之一，这是新中国成立后才提出的。王绵之教授在《王绵之方剂学讲稿》中说："方剂学作为一门专门学科提出来，是我们正式成立了中医学院，在编写教材当中才开始想到的，才开始形成的。因为既然有了学院，就要有个系统的专业结构。尽管这些理论很多、知识很多，但是它是分散的。如何把它系统化，是从编写讲义开始的。这个问题要说明，就是一直到现在为止，方剂学才仅仅二十多岁，还没有到而立之年，在会议上提出要变成方剂学，不要变成方剂讲义，这点很明确，所以这些问题，如方剂的概念、方剂学的定义，都在那时才初步形成，就是现在讲的方剂学定义这样一句话。"

中医的方剂在中医学术的发展过程中又有经方（古方）与时方（今方）之别。一般认为，经方的方剂是指汉张仲景《伤寒杂病论》中所载之方；而时方则指后世非仲景方特别是唐宋以后流行之方，其中又以金元四大家及温病学派的方剂为代表。应当指出，经方的方剂，确切地说应是方证，即包括了方药的组成和其适应证。

经方的来源可追溯到神农时代，据梁·陶隐居云："依《神农本经》及《桐君采药录》，上中下三品之药，凡三百六十五味，以应周天之度，四时八节之气。尚有圣相伊尹，撰《汤液经》三卷，为方亦三百六十首。实万代医家之规范，苍生护命之大宝也。昔南阳张机，依此诸方，撰为《伤寒论》一部，疗治明悉，后学咸尊奉之。"由此可见，《伤寒杂病论》来源于《神农本草经》及伊尹《汤液经》，乃仲景"勤求古训、博采众方"所撰，其方立法严明，制方合度，方无虚设，药无虚用，方虽小，但临床上辨证准确，则效如桴鼓，有鬼斧神工之力，起死回生之妙，而且方义隽永，药味精当，耐人寻味，不可思议。《伤寒杂病论》是集汉前应用方证的经验总结，主用八纲六经辨证，并兼气血津液、宿食等其他辨证，奠定了后世方剂学理法方药的理论学基础，又历经千百年的临床验证，被后世尊称为历代方书之祖。

时方是后世医家根据《内经》理论及在《伤寒杂病论》的基础上发展而来的，为仲景之后无数医家临床经验之总结，是对经方的继承与发展。时方取法于经方，又不同于经方，乃后世医家根据时代特点，因时、因地、因人、因病制宜，主用五行六气、经络脏腑、病因等辨证，具有灵活多变的特点。中华文化源远流长，继经方之后又产生了数以万计的"时方"，其如雨后春笋般，使方剂学大兴。

后世医家有重经方而轻时方者，亦有厚时方而薄经方者，皆不可取。须知，经方、时方皆乃古代医家历经无数临床实践而得的宝贵经验，无数次活人于危难之际，不可轻视之。经方、时方各有特色，经方示人以规矩准绳，而时方在严守经方法度的同时又示人以巧，使用恰当，二者皆乃活人之利器。方有古今之异，格调不尽相同，但它们却有血缘的内在关系，以及与之不可分割的家族史。《伤寒论》为方书之祖，时方乃是方之流，有源才能有流，有流才能取之不尽，用之不竭。用经方不效者或用时方不效者，其罪非在于方，而在于人。用方取效之关键不在方剂之古今，而在于医生辨证准确与否。因此，医家不宜心存经方、时方之偏见，而须以临床实效为标准，如此方可不悖中医发展之目的。

刘渡舟教授亦认为："后世之方剂，也与仲景的经方有着必然的内在联系，它们本是同气连枝的，从古到今是一条道相通的。"倡导经方与时方的合用，也就是跨越了时空，把古今这条道给接上了。刘老把经方与时方合用叫作"古今接轨"而不是简单地叫作合方，也是考虑到经方与时方本来同轨，分之则成为两个时段，合用则如同铁路之轨相接，若经名医巧匠之手，使其巧妙结合，则古今之方浑然一体。刘老提出的"古今接轨论"，充分体现了古方与今方之间的必然联系。切不要厚古薄今，更不要倡新而非古。

既然经方与时方是同气连枝、母子源流关系，那么怎样正确熟练地把经方和时方运用于临床，经方能否与时方融合？古今能否统一？这是一直困扰我们的问题，也是阻碍我们临床疗效提高的关键所在。我们不遗余力地为之上下求索。

其实，中医学理论最早的起源是八纲，八纲辨证是中医辨证（包括脏腑辨证、六经辨证、气血津液辨证、卫气营血辨证、三焦辨证等）的基本纲领，突出反映了中医学辨证思维的特点，是用于分析各种疾病共性的辨证方法，在诊断过程中能起到执简驭繁、提纲挈领的作用。《伤寒论》属经方体系，经方的理论主要用八纲辨证。《汉书·艺文志·方技略》记载："经方者，本草石之寒温，量疾病之浅深，假药味之滋，因气感之宜，辨五苦六辛，致水火之齐，以通闭解结，反之于平。"是说经方理论的形成，是我们的祖先在长期的医疗实践中，从常见病反映出的症状不同，用不同的药物治疗，以药物的寒热温凉不同，来治疗人体不同部位的寒热虚实证候，使人体达到阴阳平衡。

宋代名医许叔微是以"八纲辨证"解析《伤寒杂病论》的著名医家。他认为："伤寒治法，先要明表里虚实，能明此四字，则仲景三百九十七法可坐而定也。"明代医家张景岳则曰："阴阳既明，则表与里对，虚与实对，寒与热对，明此六变，明此阴阳，则天下之病，固不能出此八者。"同属明代的医家张三锡说："古人治病大法有八，曰阴、曰阳、曰表、曰里、曰寒、曰热、曰虚、曰实，而气、血、痰、火尽赅于中。"一些考证资料已明确了经方发展史，在神农时代，我们的祖先即以八纲为理论，根据人患病后出现的症状，用对应的药物治疗，先是积累了单味药治病即单方方证的经验，其代表著作即《神农本草经》，后来渐渐认识到，有些病需要 2 味、3 味……药物组成方剂治疗，这样逐渐积累了用什么方治疗什么证，即复方方证经验，其代表著作即《汤液经》。发展至汉代，对病位概念进一步细化，即"量疾病之浅深"，由表、里增加了半表半里概念，因而产生了完善的六经辨证理论，其代表著作即《伤寒杂病论》。

历代名医告诉我们，经方是以八纲为基础理论的理论体系。吴谦在《医宗金鉴·伤寒心法要诀》中说："六经为病尽伤寒，气同病异其气然，推其形脏原非一，因从类化故多端，明诸水火相胜义，化寒变热理何难，漫言变化千般状，不外阴阳表里间。"特别最后这句"漫言变化千般状，不外阴阳表里间"就是说无论是什么病，无论有什么样的症状，都离不开阴阳、表里、八纲、六经的范畴。这时我们也想到了表面上看起来跟六经最不搭边的眼科也可以用六经辨证，陈达夫教授写了一本《中医眼科六经法要》，用六经辨证治疗眼疾效果卓著。

中医对方剂的认识，是由有什么证，用什么药治疗有效而总结的方证经验，"方"是由"药"组成的，而"药"又是据适应"证"而用，而辨"证"用"药"又都用八纲，因此，"方"和"药"亦包含着八纲理念，经方与时方统一的基础亦为八纲。这也启示我们将《方剂学》中全部方剂归于八纲，再进一步归于六经，旨在执简驭繁，提高临床疗效。

因此，为了执简驭繁，能尽可能掌握大量方剂正确应用于临床，本书做一大胆探讨，以普通高等教育"十五"国家级规划教材七版《方剂学》中 362 首方剂为蓝本，其中包括经方 91 首，时方 271 首，全书先以八纲归类，然后再归入六经（包括"合并证"）范畴。每首方剂解析部分均包括病机、药证、症状、组成、用法五个方面，对于临床常用的方剂又辅以方剂歌诀和医案解析，便于记忆和临床应用。

在整理归类过程中，我们发现很多方剂因为药味较多，有很多特性，归类兼杂，难以定夺，此时何为主？何为次？何为本？何为标？何为因？何为果？需要我们仔细考虑，关键是对方剂的以药测证、辨析药物的八纲归类。比如麻子仁丸，该方实际包含了两个病机，即津液虚和里实热，这时何为因？何为果？可能是由里实热导致了津液虚，也可能是津液虚导致了里实热，或津液虚与里实热同时产生，由于每个人认识的角度不同，把麻子仁丸归为里实热为主之阳明病或津液虚为主之太阴病或里实热与津液虚并重之阳明太阴合病都可以，但把该方的里实热和津液虚两个病机辨析出来是关键。还比如血府逐瘀汤，该方由桃红四物汤合四逆散加桔梗、牛膝而成。方中桃红四物汤、牛膝是活血清里热的，四逆散、桔梗和解少阳半表半里之热兼理气，是理气的，所以该方辨证包括血瘀与气滞两个方面，但血瘀与气滞哪个是因？哪个是果？哪个在前？哪个在后？这些都不好说，因为二者是相互影响的，因此每个人的理解有时亦不尽相同，若考虑为气滞为主者，就可以归到少阳病；若考虑以里血瘀为主者，就可以归到阳明病；若考虑二者并重者，可以归到少阳阳明合病。但归类本质上并不影响对该方的理解，因为临床上患者病情复杂，运用该方时可根据患者血瘀与气滞两方面的轻重、主次，对方中药物的剂量或组成进行加减。

本书中每个方剂的病机已经比较细化了，因此不再对类似方之间辨析了，细看病机就可以鉴别出来，即使有些方剂间的具体病机相同，但因药证不同，方剂间的临床表现亦有所差别，读者可以细玩之。

医案解析方面，我们选取了众所公认的现代临床大师胡希恕、刘渡舟、岳美中三位前辈的医案，医案来源于《经方传真——胡希恕经方理论与实践》《刘渡舟验案精选》《岳美中医学文集》，本书在搜集过程中去掉了原书医案中的按语，加入了我们对该病案病机的独立解析部分，基本上保留了原书中医案的原貌。而且在独立解析医案的过程中，我们仅辨出了患者的证，并没有对病机相同的方剂进行辨析，读者可根据每个方剂的方证特点独立分析，这也是临床实际过程中不可或缺的。因以八纲、六经类方尚是初探，难得全面，难避谬误，望同道不吝赐教。

鲍艳举　花宝金

2011 年 6 月

目 录

一、太阳病

（一）表证：风寒

1. 麻黄汤

【病机】	六经
表证：风寒、表实	"太阳病"
【药证】	
表证：风寒、表实	麻黄、桂枝、杏仁、炙甘草
【症状】	
表证：风寒、表实	恶寒发热，头痛身疼，无汗而喘，舌苔薄白，脉浮紧

【组成】麻黄去节，三两（9g） 桂枝去皮，二两（6g） 杏仁去皮尖，七十个（6g） 甘草炙，一两（3g）

【用法】上四味，以水九升，先煮麻黄，减二升，去上沫，内诸药，煮取二升半，去滓，温服八合。覆取微似汗，不需啜粥，余如桂枝法将息（现代用法：水煎服，温覆取微汗）。

歌　诀　麻黄汤中用桂枝，杏仁甘草四般施。

胡希恕

【临床大师胡希恕医案解析】

陈某，男，24岁，1965年10月9日初诊。昨天打篮球后用凉水洗澡，今早感恶寒、无汗、身热、头痛、身酸痛、口不渴，舌苔薄白，脉浮紧，体温38.6℃。

本书作者解析：患者恶寒、无汗、发热、头痛、身酸痛、口不渴、舌苔薄白、脉浮紧考虑为单纯的太阳表实证。

胡老选用麻黄汤，疏方：麻黄10g，桂枝6g，炙甘草6g，杏仁10g。

结果：上药急煎服，并盖棉被得微汗出，热渐退，未再服药，调养2天如常。

2. 三拗汤

【病机】	六经
表证：风寒、表实	"太阳病"

【药证】	
表证：风寒、表实	麻黄、杏仁、炙甘草

【症状】	
表证：风寒、表实	鼻塞声重，语音不出，咳嗽胸闷（或伴有恶寒发热、头痛身疼较轻微、无汗、舌苔薄白、脉浮紧）

【组成】甘草不炙　麻黄不去根节　杏仁不去皮尖，各等份（30g）

【用法】上为粗末，每服五钱（15g），水一盏半，姜5片，同煎至一盏，去滓，通口服。以衣被盖覆睡，取微汗为度。

3. 桂枝汤

【病机】	六经
表证：风寒、表虚	"太阳病"

【药证】	
表证：风寒、表虚	桂枝、白芍、炙甘草、生姜、大枣

【症状】	
表证：风寒、表虚	头痛发热，汗出恶风，鼻鸣干呕，苔白不渴，脉浮缓或浮弱（病常自汗出，或时发热汗出）

【组成】桂枝去皮，三两（9g） 芍药三两（9g） 甘草炙，二两（6g） 生姜切，三两（9g）大枣擘，十二枚（3枚）

【用法】上五味，㕮咀，以水七升，微火煮取三升，适寒温，服一升。服已须臾，啜热稀粥一升余，以助药力。温覆令一时许，遍身漐漐微似有汗者益佳，不可令如水流漓，病必不除。若一服汗出病瘥，停后服，不必尽剂；若不汗，更服，依前法；又不汗，后服小促其间，半日许令三服尽。若病重者，一日一夜服，周时观之，服一剂尽，病证犹在者，更作服；若汗不出，乃服至二三剂。禁生冷、黏滑、肉、面、五辛、酒酪、臭恶等物（现代用法：水煎服，温覆取微汗）。

歌　诀　桂枝芍药等量伍，姜枣甘草微火煮。

胡希恕

【临床大师胡希恕医案解析】

贺某，男，8岁，1965年10月23日初诊。外感发热1周不退，每日上午11:30出现发热（体温38℃左右），汗出，12:00后热自已，饮食精神均好，大便隔日1行，其他无不适，舌苔白润，脉虚数。

本书作者解析：患者每日定时发热、汗出、脉虚数、舌苔白润，考虑为太阳表虚证。

胡老予桂枝汤，疏方：桂枝9g，白芍9g，生姜9g，大枣4枚，炙甘草6g。

结果：上药服两剂，上午已无发热，下午1:00后尚有低热（37.2℃～37.5℃），舌苔薄黄，脉尚稍数。继与桂枝合小柴胡加生石膏汤，服3剂，诸症解。

4. 桂枝加葛根汤

【病机】	六经
表证：风寒、表虚	"太阳病"

【药证】	
表证：风寒、表虚	桂枝、白芍、炙甘草、生姜、大枣、葛根

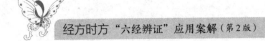
【症状】

表证：风寒、表虚　　　　项背强几几，汗出恶风（或伴有头痛发热、鼻鸣干呕、苔白不渴、脉浮缓或浮弱）

【组成】 桂枝去皮，二两（6g）芍药二两（6g）生姜切，三两（9g）甘草炙，二两（6g）大枣擘，十二枚（3枚）葛根四两（12g）

【用法】 上六味，以水一斗，先煮麻黄、葛根，减二升，去上沫，内诸药，煮取三升，去滓，温服一升。覆取微似汗，不需啜粥，余如桂枝法将息及禁忌。

胡希恕

【临床大师胡希恕医案解析】

任某，女，21岁，1965年12月10日初诊。昨日感冒，头痛、头晕，汗出恶风，肩背疼痛，头向左顾则左项发紧且痛，舌苔薄白，脉浮稍数。

本书作者解析：患者汗出恶风、头痛、头晕、肩背疼痛、脉浮稍数、苔薄白，考虑为太阳表虚证。

胡老选用桂枝加葛根汤，疏方：桂枝10g，白芍10g，生姜10g，大枣4枚，炙甘草6g，葛根12g。

结果：服1剂，症大减，两剂症已。

5. 正柴胡饮

【病机】　　　　　　　六经

表证：风寒　　　　　　　"太阳病"

【药证】

表证：风寒　　　　　　　柴胡、防风、陈皮、芍药、甘草、生姜

【症状】

表证：风寒　　　　　　　微恶风寒，发热，无汗，头痛身痛，苔薄白，脉浮

【组成】 柴胡一至三钱（9g）　防风一钱（3g）　陈皮一钱半（4.5g）　芍药二钱（6g）　甘草一钱（3g）　生姜三五片

【用法】水一盅半，煎七八分，热服。（现代用法：水煎温服）

6. 川芎茶调散

【病机】	六经
表证：风寒，表实	"太阳病"

【药证】	
表证：风寒，表实	荆芥、防风、川芎、薄荷、细辛、白芷、羌活、甘草

【症状】	
表证：风寒，表实	偏正头痛，或巅顶作痛，目眩鼻塞，或恶风发热（无汗），舌苔薄白，脉浮

【组成】薄荷叶不见火，八两（240g）川芎、荆芥去梗，各四两（各120g）细辛去芦，一两（30g）防风去芦，一两半（45g）白芷、羌活、甘草炙，各二两（各60g）

【用法】上为细末。每服二钱（6g），食后，清茶调下（现代用法：共为细末，每次6g，每日2次，饭后清茶调服；亦可作汤剂，用量按原方比例酌减）。

歌　诀　川芎茶调有荆防，辛芷薄荷甘草羌。

刘渡舟

【临床大师刘渡舟医案解析】

韩某，女，38岁。吉林延边朝鲜自治州人。患鼻塞流浊涕近20年，曾在当地多方求治不效而来京，经某大医院诊断为慢性鼻窦炎、过敏性鼻炎，给予滴鼻药物治疗，收效不显，后劝其手术治疗，患者不允，于1995年9月20日来我处就诊。刻下：鼻塞流浊涕，不闻香臭，头及目眶压痛，每于感冒后诸症加重。夜卧则鼻塞不得息，张口代鼻呼吸，甚为难受，以致严重影响睡眠。兼有咽喉不适，咳嗽吐黄痰。舌苔白，脉浮弦。

本书作者解析：患者头及目眶压痛、鼻塞舌苔白、脉浮弦考虑为表实证之太阳病，而患者咽喉不适、咳嗽吐黄痰考虑为痰热内蕴之阳明病，综合辨证为太阳阳明合病，因患者以头及目眶疼痛为主，故选用川芎茶调散解太阳表证，半夏、生石膏化痰清热以清阳明之热。

刘老疏方：川芎 10g，荆芥 6g，防风 6g，细辛 3g，白芷 10g，薄荷 2g（后下），羌活 5g，半夏 12g，清茶 10g（自加），生石膏 20g，7 剂。

结果二诊：药后疗效显著，鼻塞流浊涕已明显减轻，夜寐时已能用鼻自由呼吸，咳嗽吐痰已瘥，守上方续服，荆芥、防风、羌活各增至 10g，另加双花、连翘各 10g。三诊：诸症基本痊愈，继以轻清疏散风热之方以资巩固。后经随访，鼻渊已彻底治愈。偶患感冒亦未诱发，嗅觉正常，而过去频繁感冒现象亦大有减少，夜寐时鼻息畅利，患者面色红润光泽，感激之情溢于言表。

（二）表证：风湿

1. 麻杏苡甘汤

【病机】	六经
表证：风湿	"太阳病"

【药证】	
表证：风湿	麻黄、杏仁、炙甘草、薏苡仁

【症状】	
表证：风湿	周身疼痛，日晡发热（多不恶寒或微恶寒，无汗，舌苔多白或白腻，脉浮滑或沉滑）

【组成】麻黄去节，汤泡，半两（6g） 杏仁去皮尖，炒，十个（6g） 薏苡仁半两（12g）甘草炙，一两（3g）

【用法】上锉麻豆大，每服四钱匕（12g）。水盏半，煮八分，去滓，温服。有微汗，避风。

胡希恕

【临床大师胡希恕医案解析】

1997 年 4 月 24 日曾治愈"亚急性败血病"一例。患者来自山东临沂，男，68 岁。发热、四肢沉重 21 天，在当地用抗生素过敏，住 146 军医院，经骨髓穿刺诊断为亚急性败血病，对症治疗及用中药银翘散加减汤剂治疗无效，而特来京诊治。症见：头晕，四肢沉重，微恶寒，每日午后2点至3点发烧38℃左右，晚上则升到39℃以上，苔白腻，脉滑细数。

本书作者解析：患者头晕、四肢沉重、微恶寒，午后及晚上发热、苔白腻、脉滑细数考虑为风湿在表之太阳病，故选用麻杏苡甘汤解表利湿，并加一味苍术加强利湿之功。

胡老疏方：麻黄10g，杏仁6g，生苡仁18g，炙甘草6g，苍术15g。

结果：上午来诊，下午1点在宾馆服头煎药，小便增多，日晡未见身热，尚有微恶寒，晚服二煎，症全消。本打算住院治疗，观察两天，感身体如常，遂回原籍。追访至今（2005年8月）健康良好。

2. 羌活胜湿汤

【病机】	六经
表证：风湿	"太阳病"

【药证】	
表证：风湿	羌活、独活、藁本、防风、蔓荆子、川芎、甘草

【症状】	
表证：风湿	风湿在表之痹证：肩背痛不可回顾，头痛身重，或腰脊疼痛，难以转侧，苔白，脉浮

【组成】羌活、独活各一钱（各6g）藁本、防风、甘草炙，各五分（各3g）蔓荆子三分（2g）川芎二分（1.5g）

【用法】上㕮咀，都作一服，水二盏，煎至一盏，去滓，食后温服（现代用法：作汤剂，水煎服）。

歌　诀　羌活胜湿独防风，蔓荆藁本草川芎。

刘渡舟

【临床大师刘渡舟医案解析】

丁某，女，39岁。1993年4月28日初诊。患颈部关节疼痛数年，现颈项后背疼痛重着，不可回顾，上臂屈伸不利，腰部酸困，手脚冰凉。每遇阴天下雨，症状加重，痛不可忍。带下量多，色白，黏腻。口不渴，时有恶心，厌油腻，小便短黄，大便溏薄。曾服用"芬必得"等药物，当时痛减，过后疼痛如故。舌苔白厚而腻，脉沉。

本书作者解析：患者脉沉、舌苔白厚而腻、颈项后背疼痛重着、不可回顾、上臂屈伸不利、腰部酸困、手脚冰凉、每遇阴天下雨症状加重、带下量多色白黏腻、口不渴、时有恶心、厌油腻、小便短黄、大便溏薄考虑为风湿在表之太阳病，故选用羌活胜湿汤加桂枝、生姜，以通太阳之经气，并能止痛降逆，服后当微发其汗，可使风湿尽去，如发汗太多则恐风去湿留而痛不能止。

刘老疏方：羌活10g，独活10g，川芎10g，炙甘草3g，蔓荆子10g，藁本6g，防风10g，桂枝6g，生姜6g。

结果：服5剂，项背之痛即止，带下减少，仍舌苔白腻，小便短黄。转方用胃苓汤：苍术6g，厚朴10g，陈皮10g，生姜10g，茯苓30g，猪苓20g，桂枝10g，白术10g，泽泻15g。药服3剂，诸症皆愈。

3. 防己黄芪汤

【病机】	六经
表证：风水（风湿）、表虚	"太阳病"

【药证】	
表证：风水（风湿）、表虚	防己、黄芪、白术、甘草

【症状】	
表证：风水（风湿）、表虚	汗出恶风，身重微肿，或肢节疼痛，小便不利，舌淡苔白，脉浮

【组成】 防己一两（12g） 黄芪一两一分（15g） 甘草半两（6g） 炒白术七钱半（9g）

【用法】 上锉麻豆大，每服五钱匕（15g），生姜四片，大枣一枚，水盏半，煎八

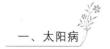

分，去滓温服，良久再服，服后当如虫行皮中，以腰以下如冰，后坐被中，又以一被绕腰以下，温令微汗，瘥。（现代用法：作汤剂，加生姜、大枣，水煎服，用量按原方比例酌定）

歌　诀　《金匮》防己黄芪汤，白术甘草枣姜尝。

岳美中

【临床大师岳美中医案解析】

傅某，男，40 岁。患风水证，久而不愈，于 1973 年 6 月 25 日来就诊。患者主诉：下肢沉重，胫部浮肿，累则足跟痛，汗出恶风。切其脉浮虚而数，视其舌质淡白，有齿痕。尿蛋白（+++），红、白细胞（+），诊断属慢性肾炎。

本书作者解析：患者脉浮虚而数、舌质淡白有齿痕、汗出恶风、下肢沉重、胫部浮肿、累则足跟痛考虑为风湿在表之太阳表虚证。

岳老选用防己黄芪汤，疏方：汉防己 18g，生黄芪 24g，生白术 9g，炙甘草 9g，生姜 9g，大枣 4 枚（擘），水煎服，嘱长期坚持服用之。

结果：1974 年 7 月 3 日复诊，患者坚持服前方 10 个月，检查尿蛋白（+）。又坚持服前方两个月，蛋白尿基本消失，一切症状痊愈。现唯体力未复，以解表除湿法，用黄芪 30g，白芍 12g，桂枝 9g，茯苓 24g，以巩固疗效，并恢复健康。

二、阳明病

（一）里证：实热

1. 桑菊饮

【病机】	六经
里证：实热	"阳明病"

【药证】	
里证：实热	桑叶、菊花、薄荷、杏仁、桔梗、连翘、芦根、甘草

【症状】	
里证：实热	咳嗽，身热不甚，口微渴，脉浮数

【组成】桑叶二钱五分（7.5g） 菊花一钱（3g） 杏仁二钱（6g） 连翘一钱五分（5g） 薄荷八分（2.5g） 苦桔梗二钱（6g） 生甘草八分（2.5g） 芦根二钱（6g）

【用法】水二杯，煮取一杯，日二服（现代用法：水煎温服）。

歌　诀　桑菊饮中桔杏翘，芦根甘草薄荷饶。

2. 大承气汤

【病机】	六经
里证：实热	"阳明病"

【药证】	
里证：实热	大黄、厚朴、枳实、芒硝

【症状】

里证：实热

大便不通，频转矢气，脘腹痞满，腹痛拒按，按之则硬，甚或潮热谵语，手足濈然汗出，舌苔黄燥起刺，或焦黑燥裂，脉沉实；或下利清水，色纯青，其气臭秽，脐腹疼痛，按之坚硬有块，口舌干燥，脉滑实；或里热实证之热厥、痉病或发狂。

【组成】 大黄酒洗，四两（12g） 厚朴去皮，炙，半斤（24g） 枳实炙，五枚（12g） 芒硝三合（9g）

【用法】 上四味，以水一斗，先煮二物，取五升，去滓，内大黄，更煮取二升，去滓，内芒硝，更上微火一二沸，分温再服。得下，余勿服（现代用法：水煎，先煎厚朴、枳实，后下大黄，芒硝冲服）。

歌　诀　大承气汤大黄硝，枳实厚朴先煮好。

胡希恕

【临床大师胡希恕医案解析】

孔某，男，42岁，迁西县中学体育教师。1976年11月3日初诊。平素无病，但地震后不久出现肝硬化腹水，听医生说要补充蛋白质，其妻煮1只鸡1次吃下，谁知以后1周大便不行，腹胀难忍，用开塞露不下，用生理盐水、肥皂水灌肠皆无效。患者昏昏欲睡，时说胡话，舌苔黄腻中褐，脉沉弦滑。腹大如锅，按之痛。

本书作者解析：患者大便干、腹胀难忍按之痛、谵语、昏昏欲睡、舌苔黄腻中褐、脉沉弦滑考虑为里实热之阳明病。

胡老选用大承气汤，疏方：大黄12g，枳实12g，厚朴18g，芒硝15g（分冲）。

结果：患者服1煎，大便先干后溏，泻一大盆黑便，恶臭熏天，人即感清醒，腹如卸负重。后改服小柴胡合茵陈五苓散、茯苓饮等，嘱其喝鸡汤少吃肉，并多吃蔬菜水果，调理半年后腹水渐消。

3. 小承气汤

【病机】	六经
里证：实热	"阳明病"

【药证】	
里证：实热	大黄、厚朴、枳实

【症状】	
里证：实热	谵语潮热，大便秘结，胸腹痞满，舌苔老黄，脉滑而疾；或痢疾初起，腹中胀痛，里急后重

【组成】大黄酒洗，四两（12g）厚朴去皮，炙，二两（6g）枳实炙，三枚大者（9g）

【用法】以水四升，煮取一升二合，去滓，分温二服。初服当更衣，不尔者，尽饮之。若更衣者，勿服之。

歌　诀　（大承气汤）去硝名曰小承气。

4. 调胃承气汤

【病机】	六经
里证：实热	"阳明病"

【药证】	
里证：实热	大黄、芒硝、炙甘草

【症状】	
里证：实热	大便不通，口渴心烦，蒸蒸发热，或腹中胀满，舌苔正黄，脉滑数；胃肠热盛而致发斑吐衄，口齿咽喉肿痛

【组成】大黄去皮，清酒洗，四两（12g）甘草炙，二两（6g）芒硝半升（9g）

【用法】以水三升，煮二物至一升，去滓，内芒硝，更上火微煮一二沸，温顿服之，以调胃气。

歌　诀　调胃承气硝黄草。

胡希恕

【临床大师胡希恕医案解析】

刘某，女性，27岁，1965年6月4日初诊。发热头痛1周，曾服中西解表药，大汗出而身热头痛不解，头胀痛难忍，心烦欲吐，口干思冷饮，皮肤灼热而不恶寒，大便已3日未行，苔白厚，脉弦稍数。体温38℃。

本书作者解析：患者大便干、口干思冷饮、皮肤灼热而不恶寒、身热头痛、大汗出、苔白厚，脉弦稍数考虑为里实热之阳明病。

胡老选用调胃承气汤，疏方：大黄10g，炙甘草6g，芒硝12g（分冲）。

结果：上药服一煎，大便通，头痛已，身热减，体温正常，继服余药而去芒硝，诸症基本消失。

5. 白虎汤

【病机】	六经
里证：实热	"阳明病"
【药证】	
里证：实热	石膏、知母、甘草、粳米
【症状】	
里证：实热	壮热面赤，（烦渴引饮），汗出恶热，脉洪大有力

【组成】石膏一斤，碎（50g）　知母六两（18g）　甘草炙，二两（6g）　粳米六合（9g）

【用法】上四味，以水一斗煮，米熟汤成，去滓，温服一升，日三服。

歌　诀　白虎膏知甘草粳。

胡希恕

【临床大师胡希恕医案解析】

冯某，女性，25岁，门诊病例，1967年7月20日初诊。高热已20余日，曾在好几家医院用各种抗生素治疗均无效。因颈部两侧淋巴结肿大，故多数医院诊断为淋巴结核。因高热不退，经人介绍来求诊治。望其面黄无华，消瘦，自汗出，不恶寒，自感乏力身重，昨晚体温 39.7℃，苔薄少，舌质红绛，脉滑数。

本书作者解析：患者高热不恶寒、自汗出、舌质红绛、脉滑数考虑为里实热之阳明病，面色无华、消瘦、乏力身重、苔薄少考虑为里实热所致的津液亏虚，故选用白虎汤清里热，并加生地黄、麦冬、生牡蛎甘寒、咸寒之品滋阴生津液。

胡老疏方：生石膏 90g，知母 18g，粳米 30g，炙甘草 6g，生地黄 24g，麦冬 24g，生牡蛎 15g。

结果：上药服 6 剂，热降为 38℃左右，但晚上偶有 39℃。因出现恶心、纳差、喜凉，喜吃西瓜，故改服小柴胡加石膏汤（生石膏每用 60 ～ 90g），药后热平，诸症消，共服 11 剂，颈部淋巴结亦全消失。

6. 黄连解毒汤

【病机】	六经
里证：实热	"阳明病"

【药证】	
里证：实热	黄连、黄芩、黄柏、栀子

【症状】	
里证：实热	大热烦躁，口燥咽干，错语不眠；或热病吐血、衄血；或热甚发斑，或身热下利，或湿热黄疸；或外科痈疡疔毒，小便黄赤，舌红苔黄，脉数有力

【组成】黄连三两（9g） 黄芩、黄柏各二两（各6g） 栀子擘，十四枚（9g）

【用法】上四味，切，以水六升，煮取二升，分二服。（现代用法：水煎服）

歌 诀 黄连解毒柏栀芩，三焦火盛是主因。

【临床大师刘渡舟医案解析】

刘渡舟

陈某，男，75岁。1995年10月18日初诊。1994年1月发病，全身震颤，不能自主，某医院诊断为"帕金森综合征"。服用左旋多巴、美多巴、安坦等药，症状未见好转，特请刘老诊治。症见全身颤抖，尤以上肢为重，手指节律性震颤，状如"搓丸样"，肌肉强直，面部表情呆板，双目直视，口角流涎，步履困难。伴头痛，口干渴，大便秘结，1周1行，小便色如浓茶，口噤龂齿，言语謇涩。舌红，苔黄腻而燥，脉来滑大。

本书作者解析：患者舌红、苔黄腻而燥、脉来滑大、口干渴、大便秘结、小便色如浓茶考虑为里实热之阳明病，全身颤抖、以上肢为重、手指节律性震颤、状如"搓丸样"、肌肉强直、面部表情呆板、双目直视、口角流涎、步履困难、口噤龂齿、言语謇涩考虑为内风，治疗上应清热息风。

刘老用"黄连解毒汤"合"羚羊钩藤汤"加减，疏方：黄连10g，黄芩10g，羚羊角粉1.8g（分冲），竹茹20g，黄柏10g，栀子10g，钩藤15g，天竺黄12g，龙胆草10g，菊花10g，桑叶10g，菖蒲10g，佩兰10g，半夏12g。

结果：服药14剂后，两手震颤减轻，行走较前有力，口渴止，小便颜色变淡。大便仍秘结，头痛眩晕，言謇不利，多痰少寐，舌苔白腻夹黄，脉滑数。针对以上脉证，上方加大黄4g，并加服"局方至宝丹"3丸，每晚睡前服1丸。服药月余，头晕少寐多痰大为减轻，语言明显好转（能简单地陈述病情）。但仍腹满便秘，龂齿，小便短赤，四肢及口唇颤抖。舌红苔黄而干，脉来滑数。患者仍腹满便秘，考虑阳明腑实证较明显，故用调胃承气合羚羊钩藤汤加减。大黄4g，芒硝4g（冲服），炙甘草6g，羚羊角粉1.8g（分冲），钩藤20g，白芍20g，木瓜10g，麦冬30g。上方服7剂，大便通畅，粪便如串珠状。腹满顿除，龂齿大减，小便畅利，四肢有轻微颤抖。效不更方，仍用"黄连解毒汤"与"羚羊钩藤汤"加减。治疗3个月，肢体震颤消除，能自己行走，手指屈伸自如，握拳有力，言语流畅，面部表情自然，二便正常。唯偶有头晕，龂齿，继以芩连温胆汤加减进退而病愈。

7. 泻心汤

【病机】	六经
里证：实热	"阳明病"

【药证】

里证：实热	大黄、黄连、黄芩

【症状】

里证：实热	心下痞满，按之柔软，心烦口渴，小便黄赤，大便不爽或秘结，或吐血衄血，舌红苔薄黄，脉数。

【组成】大黄二两（6g） 黄连一两（3g） 黄芩一两（3g）

【用法】上三味，以水三升，煮取一升，顿服之。

歌　诀　泻心汤方大连芩。

胡希恕

【临床大师胡希恕医案解析】

刘某，女，65岁，延庆康庄公社巡诊病人。1965年11月9日初诊。患左侧半身不遂3天，老伴用两轮车拉来求诊。曾服镇肝息风类药，并用羚羊粉冲服，症不减，反更烦躁，整夜不眠，头晕头热，时感热气上冲，胸闷懊恢，舌苔黄腻，舌红，脉弦滑数。血压260/160mmHg。

本书作者解析：患者烦躁失眠、头晕头热、热气上冲、胸闷懊恢、舌苔黄腻、舌红、脉弦滑数考虑为里实热之阳明病。

胡老给予泻心汤加生石膏，疏方：大黄10g，黄连6g，黄芩10g，生石膏45g。

结果：嘱其先以大黄浸汤，以其汤煎诸药。服1剂，第2天下午又来诊，老者进门即磕头作揖："可遇到救命恩人了！"并请求再赐良方。胡老详问之，知其服药后，大便通1次，诸症明显减轻，血压为150/100mmHg。予服大柴胡汤合桂枝茯苓丸加生石膏调理。

8. 栀子金花汤

【病机】	六经
里证：实热	"阳明病"

【药证】	
里证：实热	大黄、黄连、黄芩、黄柏、栀子

【症状】	
里证：实热	大便秘结，伴有大热烦躁，口燥咽干，错语不眠；或热病吐血、衄血；或热甚发斑，或身热下利，或湿热黄疸；或外科痈疡疔毒，小便黄赤，舌红苔黄，脉数有力

【组成】黄连三两（9g） 黄芩、黄柏各二两（各6g） 栀子擘，十四枚（9g） 大黄（原书无剂量）

【用法】上五味切，以水六升，煮取二升，分二服。（现代用法：水煎服）

9. 凉膈散

【病机】	六经
里证：实热	"阳明病"

【药证】	
里证：实热	连翘、黄芩、栀子、大黄、芒硝、薄荷、竹叶、甘草、白蜜

【症状】	
里证：实热	烦躁口渴，面赤唇焦，胸膈烦热，口舌生疮，睡卧不宁，谵语狂妄，或咽痛吐衄，便秘溲赤，或大便不畅，舌红苔黄，脉滑数

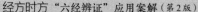

【组成】川大黄、朴硝、甘草炙，各二十两（各600g）山栀子仁、薄荷去梗、黄芩各十两（各300g）连翘二斤半（1250g）

【用法】上药为粗末，每服二钱（6g），水一盏，入竹叶七片，蜜少许，煎至七分，去滓，食后温服。小儿可服半钱，更随岁数加减服之。得利下，住服。（现代用法：上药共为粗末，每服6～12g，加竹叶3g，蜜少许，水煎服。亦可作汤剂煎服）

歌　诀　凉膈硝黄栀子翘，黄芩甘草薄荷饶，
　　　　　　竹叶蜜煎疗膈上，中焦燥实服之消。

10. 五味消毒饮

【病机】	六经
里证：实热	"阳明病"

【药证】	
里证：实热	金银花、野菊花、蒲公英、紫花地丁、紫背天葵子

【症状】	
里证：实热	疗疮初起，发热恶寒，疮形如粟，坚硬根深，状如铁钉，以及痈疡疖肿，红肿热痛，舌红苔黄，脉数

【组成】金银花三钱（20g）野菊花、蒲公英、紫花地丁、紫背天葵子各一钱二分（各15g）

【用法】水一盅，煎八分，加无灰酒半盅，再滚二三沸时，热服，被盖出汗为度。

歌　诀　野花蒲天地。

岳美中

【临床大师岳美中医案解析】

王某，男，20岁，农民。因发高烧不退而入某医院，检查体温，高达40℃，血细菌培养，金黄色葡萄球菌、绿脓杆菌生长，诊断为败血症。用各种抗生素未效，数日间高热持续在40℃不

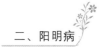

降。刻下症见：抚按患者皮肤烙手、形销骨立、脉数疾、舌干口红。

本书作者解析：患者脉数疾、舌干口红、高热、皮肤烙手、形销骨立，考虑为里实热之阳明病。

岳老予五味消毒饮，疏方：金银花15g，蒲公英9g，紫花地丁9g，野小菊9g，紫背天葵根9g。酒引，水煎热服，取微汗。

结果：二诊，服药5剂后，体温减至39℃以下，细菌培养未见控制，脉仍数，舌红略减。考虑前方虽对症而病重药轻，为加入金线重楼9g，半枝莲9g，以增益解毒清热之力。再进5剂。三诊，高热下降到39℃以下，细菌培养（-）。四诊，高热基本消失，脉微数，舌质接近正常，为疏清养之剂，以善其后。

11. 四妙勇安汤

【病机】	六经
里证：实热	"阳明病"
【药证】	
里证：实热	金银花、玄参、当归、甘草
【症状】	
里证：实热	患肢暗红微肿灼热，溃烂腐臭，疼痛剧烈，或见发热口渴，舌红脉数。

【组成】金银花、玄参各三两（各90g）当归二两（60g）甘草一两（30g）

【用法】水煎服，一连十剂……药味不可少，减则不效，并忌抓擦为要。

歌 诀 当选银草。

刘渡舟

【临床大师刘渡舟医案解析】

周某，女，30岁。1991年6月19日就诊。患阴疮3年，两月一发。发前常见身热心烦、口渴等症，继之阴户之侧起小指尖大之肿块，微痛，溃后则有脓水流出。小便黄，大便干，脉来弦数。某医院诊为"巴氏腺脓肿"，服消炎药后时好时发。本次阴户旁又起一肿块，尚未溃破，触之疼痛。

本书作者解析：患者脉来弦数、小便黄、大便干、身热心烦、口渴、阴户旁肿块疼痛，考虑为里实热之阳明病。

刘老选用四妙勇安汤去当归以清里实热，疏方：生甘草30g，玄参30g，双花15g。

结果：服药5剂，阴户肿块消之大半。原方之双花加至30g，佐用龙胆泻肝丸，又服5剂而病愈。半年后随访，未复发。

12. 泻青丸

【病机】	六经
里证：实热	"阳明病"

【药证】	
里证：实热	大黄、龙胆草、栀子、川芎、当归、羌活、防风

【症状】	
里证：实热	目赤肿痛，烦躁易怒，不能安卧，尿赤便秘，脉洪实；以及小儿急惊，热盛抽搐

【组成】当归去芦头，切，焙、龙脑（即龙胆草）、川芎、山栀子仁、川大黄湿纸裹煨、羌活、防风去芦头，切，焙，各等份（各3g）

【用法】上药为末，炼蜜为丸，如芡实大（1.5g），每服半丸至一丸，竹叶煎汤，同砂糖，温开水化下。

13. 左金丸

【病机】	六经
里证：实热	"阳明病"

【药证】	
里证：实热	黄连、吴茱萸

【症状】

里证：实热　　　　　　　　　胁肋疼痛，嘈杂吞酸，呕吐口苦，舌红苔黄，脉弦数

【组成】黄连六两（180g）　吴茱萸一两（30g）

【用法】上药为末，水丸或蒸饼为丸，白汤下五十丸（6g）。（现代用法：为末，水泛为丸，每服 2～3g，温开水送服。亦可作汤剂，用量参考原方比例酌定）

歌　诀　　左金连萸六比一，胁痛吞酸悉能医，
　　　　　　再加芍药名戊己，专治泄痢痛在脐。

14. 桔梗汤

【病机】　　　　　　　　　　六经

里证：实热　　　　　　　　　"阳明病"

【药证】

里证：实热　　　　　　　　　桔梗、甘草

【症状】

里证：实热　　　　　　　　　咳而胸痛，振寒，脉数，咽干不渴，时出浊唾腥臭，久久吐脓如米粥者

【组成】桔梗一两（30g）　甘草二两（60g）

【用法】二味以水三升，煮取一升，去滓，分温再服，则吐脓血也。

---

15. 泻白散

【病机】　　　　　　　　　　六经

里证：实热　　　　　　　　　"阳明病"

【药证】

里证：实热　　　　　　　　　地骨皮、桑白皮、甘草

【症状】

里证：实热　　　　　　　气喘咳嗽，皮肤蒸热，日晡尤甚，舌红苔黄，脉细数

【组成】 地骨皮、桑白皮炒，各一两（各30g）甘草炙，一钱（3g）

【用法】 上药锉散，入粳米一撮，水二小盏，煎七分，食前服。（现代用法：水煎服）

歌　诀　泻白桑皮地骨皮，甘草粳米四般宜。

16. 泻黄散

【病机】　　　　　　　　六经

里证：实热　　　　　　　"阳明病"

【药证】

里证：实热　　　　　　　栀子、生石膏、藿香、防风、甘草

【症状】

里证：实热　　　　　　　口疮口臭，或弄舌，烦渴易饥，口燥唇干，舌红脉数

【组成】 藿香叶七钱（21g）山栀仁一钱（3g）石膏五钱（15g）甘草三两（90g）防风四两（120g），去芦，切，焙

【用法】 上药锉，同蜜、酒微炒香，为细末。每服一至二钱（3～6g），水一盏，煎至五分，温服清汁，无时。

歌　诀　搞活方子（膏藿防栀）。

【临床大师刘渡舟医案解析】

宋某，男，40岁，1994年1月10日初诊。自诉每天大便时有白色分泌物从小便流出，当时并未介意，后症状逐渐加重。经西医检查，怀疑为"前列腺液漏症"，患者特来就诊。大便时前

刘渡舟

阴流白浊物较多，肢酸腿软，周身乏力，阴囊经常潮湿，小便色黄，大便略干，汗多，口渴，心烦。舌苔白腻而厚，脉滑细。

本书作者解析：患者舌苔白腻而厚、脉细滑、前阴流白浊物、肢酸腿软、周身乏力、阴囊经常潮湿、小便色黄、大便略干、汗多、口渴、心烦，考虑为湿热内蕴之阳明病。

刘老选用泻黄散合二妙散清热利湿，疏方：藿香10g，防风8g，生石膏30g，栀子10g，生甘草2g，苍术10g，黄柏10g。禁食辛辣肥甘酒肉食物。

结果：服药7剂后，白浊及阴囊潮湿明显减轻，汗出减少，但口渴与乏力未瘥，上方生甘草换成炙甘草8g，继服7剂，白浊与阴囊潮湿完全消失，余症皆瘥。

17. 清骨散

【病机】	六经
里证：实热	"阳明病"
【药证】	
里证：实热	银柴胡、胡黄连、秦艽、鳖甲、地骨皮、青蒿、知母、甘草
【症状】	
里证：实热	骨蒸潮热，或低热日久不退，形体消瘦，唇红颧赤，困倦盗汗，或口渴心烦，舌红少苔，脉细数

【组成】银柴胡一钱五分（5g） 胡黄连、秦艽、鳖甲醋炙、地骨皮、青蒿、知母各一钱（各3g） 甘草五分（2g）

【用法】水二盅，煎八分，食远服。（现代用法：水煎服）

歌　诀　清骨散君银柴胡，胡连秦艽鳖甲辅，
　　　　　　地骨青蒿知母草，骨蒸劳热一并除。

18. 清络饮

【病机】	六经
里证：实热	"阳明病"

【药证】

里证：实热	鲜荷叶、鲜银花、丝瓜皮、西瓜翠衣、鲜扁豆花、鲜竹叶心

【症状】

里证：实热	身热口渴不甚，头目不清，昏眩微胀，舌淡红，苔薄白

【组成】鲜荷叶边二钱（6g）　鲜银花二钱（6g）　丝瓜皮二钱（6g）　西瓜翠衣二钱（6g）　鲜扁豆花一枝（6g）　鲜竹叶心二钱（6g）

【用法】以水二杯，煮取一杯，日二服。（现代用法：水煎服）

歌　诀　清络祛暑六药鲜，银扁翠衣瓜络添，
佐以竹叶荷叶边，暑热伤肺轻证安。

19. 磁朱丸

【病机】	六经
里证：实热	"阳明病"

【药证】

里证：实热	光明砂、磁石、神曲

【症状】

里证：实热	耳鸣耳聋，心悸失眠，视物昏花，亦治癫痫，（舌红，脉数）

【组成】神曲四两（120g）　磁石二两（60g）　光明砂一两（30g）

【用法】上三味，末之，炼蜜为丸，如梧子大，饮服三丸（2g），日三服。

20. 安宫牛黄丸

【病机】	六经
里证：实热、闭证	"阳明病"

【药证】	
里证：实热	牛黄、水牛角、黄连、黄芩、栀子、雄黄、朱砂、珍珠、金箔
闭证	麝香、牛黄、梅片、郁金

【症状】	
里证：实热	高热烦躁，舌红或绛，脉数有力
闭证	神昏谵语，舌蹇肢厥

【组成】牛黄一两（30g）郁金一两（30g）犀角（水牛角代）一两（30g）黄连一两（30g）朱砂一两（30g）梅片二钱五分（7.5g）麝香二钱五分（7.5g）真珠五钱（15g）山栀一两（30g）雄黄一两（30g）黄芩一两（30g）

【用法】上为极细末，炼老蜜为丸，每丸一钱（3g），金箔为衣，蜡护。脉虚者人参汤下，脉实者银花、薄荷汤下，每服一丸。大人病重体实者，日再服，甚至日三服；小儿服半丸，不知，再服半丸。（现代用法：以水牛角浓缩粉50g替代犀角。以上11味，珍珠水飞或粉碎成极细粉，朱砂、雄黄分别水飞成极细粉；黄连、黄芩、栀子、郁金粉碎成细粉；将牛黄、水牛角浓缩粉及麝香、冰片研细，与上述粉末配研、过筛、混匀，加适量炼蜜制成大蜜丸。每服1丸，每日1次；小儿3岁以内1次1/4丸，4～6岁1次1/2丸，每日1次；或遵医嘱。亦作散剂：按上法制得，每瓶装1.6g。每服1.6g，每日1次；小儿3岁以内1次0.4g，4～6岁1次0.8g，每日1次；或遵医嘱）

歌　诀　安宫牛黄开窍方，芩连栀郁朱雄黄，
犀角真珠冰麝箔，热闭心包功用良。

21. 牛黄清心丸

【病机】	六经
里证：实热、闭证	"阳明病"

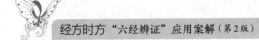

【药证】

里证：实热	黄连、黄芩、栀子、辰砂
闭证	牛黄、郁金

【症状】

里证：实热	身热烦躁，（舌红或绛，苔黄腻或黄燥，脉数有力）
闭证	神昏谵语，（舌蹇肢厥）

【组成】 黄连五钱（15g） 黄芩、栀子仁各三钱（各9g） 郁金二钱（6g） 辰砂一钱半（4.5g） 牛黄二分半（0.65g）

【用法】 上为细末，腊雪调面糊为丸，如黍米大。每服七八丸，灯心汤送下。（现代用法：以上六味，将牛黄研细，朱砂水飞或粉碎成极细粉，其余黄连等四味粉碎成细粉，与上述粉末配研、过筛、混匀，加炼蜜适量，制成大蜜丸，每丸重1.5g或3g。口服，小丸1次2丸，大丸1次1丸，1日2～3次；小儿酌减）

22. 紫雪

【病机】

	六经
里证：实热、闭证	"阳明病"

【药证】

里证：实热	犀角、羚羊角、生石膏、寒水石、滑石、玄参、升麻、朱砂、磁石、朴硝、硝石、炙甘草
闭证	麝香、木香、丁香、沉香

【症状】

里证：实热	高热烦躁，口渴唇焦，尿赤便闭，舌质红绛，苔黄燥，脉数有力或弦数
闭证	神昏谵语，痉厥，（舌蹇肢厥）

【组成】 黄金百两（3.1kg） 寒水石三斤（1.5kg） 石膏三斤（1.5kg） 磁石三斤（1.5kg） 滑石三斤（1.5kg） 玄参一斤（500g） 羚羊角五两（150g） 犀角（水牛角代）五两（150g），

屑　升麻一斤（500g）　沉香五两（150g）　丁香一两（30g）　青木香五两（150g）　甘草八两
（240g），炙

【用法】上十三味，以水一斛，先煮五种金石药，得四斗，去滓后内八物，煮取
一斗五升，去滓。取硝石四升（2kg），芒硝亦可，用朴硝精者十斤（5kg）投汁中，
微火上煮，柳木篦搅，勿住手，有七升，投入木盆中，半日欲凝，内成研朱砂三两
（90g），细研麝香五分（1.5g），内中搅调，寒之二日成霜雪紫色。病人强壮者，一
服二分（0.6g），当利热毒；老弱人或热毒微者，一服一分（0.3g），以意节之。（现
代用法：不用黄金，先用石膏、寒水石、滑石、磁石砸成小块，加水煎煮3次。再
将玄参、木香、沉香、升麻、甘草、丁香用石膏等煎液煎煮3次，合并煎液，滤过，
滤液浓缩成膏，芒硝、硝石粉碎，兑入膏中，混匀，干燥，粉碎成中粉或细粉；羚
羊角锉研成细粉；朱砂水飞成极细粉；将水牛角浓缩粉、麝香研细，与上述粉末配
研、过筛、混匀即得，每瓶装1.5g。口服，每次1.5～3g，每日2次；周岁小儿每
次0.3g，5岁以内小儿每增1岁，逆增0.3g，每日1次；5岁以上小儿酌情服用）

歌　诀　　紫雪犀羚朱朴硝，硝石金寒滑磁膏，
　　　　　　丁沉木麝升玄草，热陷痉厥服之消。

23. 行军散

【病机】	六经
里证：实热、闭证	"阳明病"

【药证】

里证：实热	雄黄、火硝、飞金、珍珠、硼砂
闭证	牛黄、麝香、梅片

【症状】

里证：实热	吐泻腹痛，烦闷欲绝；口疮咽痛，风热障 翳，（舌绛苔腻，脉滑数）
闭证	头目昏晕，不省人事

【组成】西牛黄、当门子（麝香）、真珠、梅片、硼砂各一钱（各3g）　明雄黄飞净，
八钱（24g）　火硝三分（0.9g）　飞金二十页

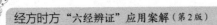

【用法】八味各研极细如粉，再合研匀，瓷瓶密收，以蜡封之。每服三五分（0.3～0.9g，每日2～3次），凉开水调下。

24. 越鞠丸

【病机】	六经
里证：实热、气滞、痰湿	"阳明病"

【药证】

里证：实热	栀子
气滞	香附、川芎
痰湿	苍术、神曲

【症状】

里证：实热	（口干，舌红，脉滑）
气滞	胸膈痞闷，脘腹胀痛
痰湿	嗳腐吞酸，恶心呕吐，饮食不消（舌苔白腻）

【组成】香附、川芎、苍术、栀子、神曲各等分（各6～10g）

【用法】上为末，水丸如绿豆大（原书未著用法用量）。（现代用法：水丸，每服6～9g，温开水送服。亦可按参考用量比例作汤剂煎服）

歌　诀　行气解郁越鞠丸，香附芎苍栀曲研。

刘渡舟

【临床大师刘渡舟医案解析】

陈某，女，47岁。因其父卒然病逝，悲痛不能自拔，渐觉胸中满闷，时发太息，饮食不化，时有吞酸，腹中胀满，矢气则减，头目眩晕，神情恍惚。观其表情默默，舌苔薄白，六脉皆沉。

本书作者解析：患者胸中满闷、时发太息、饮食不化、时有吞酸、腹中胀满，考虑为气机郁滞所致的少阳病。

刘老用小柴胡汤合越鞠丸行气解郁以和解少阳，疏方：柴胡 16g，黄芩
10g，半夏 14g，党参 6g，炙甘草 6g，生姜 10g，大枣 12 枚，川芎 10g，香附
10g，栀子 10g，苍术 6g，神曲 10g。

结果：服药 6 剂，心胸畅快，胃和能食，诸症若失，继用加味逍遥散疏
肝理脾，调和气血而愈。

25. 金铃子散

【病机】	六经
里证：实热、气滞	"阳明病"

【药证】

里证：实热	金铃子
气滞	玄胡

【症状】

里证：实热	口苦，舌红苔黄，脉弦数
气滞	胸腹胁肋诸痛，时发时止，或痛经，或疝气痛

【组成】金铃子、玄胡各一两（各30g）

【用法】为细末，每服三钱，酒调下。（现代用法：为末，每服 6～9g，酒或开水送下；亦可作汤剂，水煎服，用量按原方比例酌定）

歌　诀　金铃延胡等分研，黄酒调服或水煎。

26. 十灰散

【病机】	六经
里证：实热	"阳明病"

【药证】

里证：实热	大黄、山栀、大蓟、小蓟、荷叶、侧柏叶、茅根、茜根、牡丹皮、棕榈皮

【症状】

里证：实热

血热妄行之上部出血证：呕血、吐血、咯血、嗽血、衄血等，血色鲜红，来势急暴，舌红，脉数

【组成】大蓟、小蓟、荷叶、侧柏叶、茅根、茜根、山栀、大黄、牡丹皮、棕榈皮各等分（各9g）

【用法】上药各烧灰存性，研极细末，用纸包，碗盖于地上一夕，出火毒，用时先将白藕捣汁或萝卜汁磨京墨半碗，调服五钱，食后服下。（现代用法：各药烧炭存性，为末，藕汁或萝卜汁磨京墨适量，调服9～15g；亦可作汤剂，水煎服，用量按原方比例酌定）

歌　诀　十灰散用十般灰，柏茅茜荷丹榈煨，

　　　　　　二蓟栀黄各炒黑，上部出血势能摧。

27. 四生丸

【病机】　　　　　　　　六经

里证：实热　　　　　　"阳明病"

【药证】

里证：实热　　　　　　生荷叶、生艾叶、生柏叶、生地黄

【症状】

里证：实热　　　　　　血热妄行所致之吐血、衄血，血色鲜红，口干咽燥，舌红或绛，脉弦数

【组成】生荷叶、生艾叶、生柏叶、生地黄各等分

【用法】共研，丸如鸡子大，每服一丸。亦可作汤剂水煎服，用量按原方比例酌定。

28. 钩藤饮

【病机】　　　　　　　　六经

里证：实热、气虚、内风　"阳明病"

【药证】

里证：实热	羚羊角
气虚	人参、甘草
内风	羚羊角、钩藤、全蝎、天麻

【症状】

里证：实热	壮热惊悸，（烦闷躁扰，头胀痛，面红如醉，舌红，脉弦数）
气虚	（纳少，乏力）
内风	牙关紧闭，手足抽搐，头目仰视

【组成】人参（3g） 全蝎去毒（1g） 羚羊角（0.5g） 天麻（6g） 甘草炙（1.5g） 钩藤（9g）

【用法】水煎服。

29. 天麻钩藤饮

【病机】 六经

里证：实热、内风	"阳明病"

【药证】

里证：实热	栀子、黄芩
内风	天麻、钩藤、石决明、川牛膝、杜仲、桑寄生、益母草、茯神、夜交藤

【症状】

里证：实热	口苦面红，舌红苔黄，脉弦或数
内风	头痛，眩晕，失眠多梦

【组成】天麻（9g） 钩藤（12g） 生决明（18g） 山栀、黄芩（各9g） 川牛膝（12g）杜仲、益母草、桑寄生、夜交藤、朱茯神（各9g）

【用法】水煎，分2～3次服。

歌　诀　天麻钩藤石决明，栀牡寄生膝与芩，
　　　　　　夜藤茯神益母草，主治眩晕与耳鸣。

（二）里证：实热、津液虚

1. 白虎加人参汤

【病机】	六经
里证：实热、津液虚	"阳明病"

【药证】

里证：实热	石膏、知母、甘草、粳米
津液虚	人参

【症状】

里证：实热	壮热面赤，汗出恶热，脉洪大有力
津液虚	烦渴引饮，饮不解渴

【组成】知母六两（18g） 石膏碎绵裹，一斤（50g） 甘草炙，二两（6g） 粳米六合（9g）

人参三两（10g）

【用法】上五味，以水一斗，煮米熟汤成，去滓，温服一升，日三服。

【临床大师胡希恕医案解析】

刘某，女性，50 岁，1965 年 7 月 10 日初诊。因天热汗出，晚上睡着后受凉，昨天早起即感两腿酸痛、头晕身重、口渴无汗，自服复方阿司匹林 1 片，1 小时后大汗不止，而仍发热，不恶寒反恶热，自感口如含火炭，苔白，脉滑数。

胡希恕

本书作者解析：患者发热、不恶寒反恶热、脉滑数考虑里实热之阳明病，自感口如含火炭、苔白考虑为里实热所致的津液亏虚。

胡老选用白虎加人参汤，疏方：生石膏 60g，知母 15g，炙甘草 6g，粳米 30g，生晒白人参 9g。

结果：服 1 剂汗止、渴减、热退，再 1 剂诸症已。

2. 竹叶石膏汤

【病机】　　　　　　　　　六经

里证：实热（津液虚、气虚）　"阳明病"

【药证】

里证：实热　　　　　　　　　竹叶、石膏

　　　（津液虚）　　　　　　麦冬、（人参）

　　　（气虚）　　　　　　　人参、半夏、甘草、粳米

【症状】

里证：实热　　　　　　　　　身热多汗，心胸烦闷，虚烦不寐

　　　（津液虚）　　　　　　口干喜饮，（饮不解渴），舌红苔少，脉
　　　　　　　　　　　　　　虚数

　　　（气虚）　　　　　　　气逆欲呕，（纳差）

【组成】 竹叶二把（6g）　石膏一斤（50g）　半夏半升，洗（9g）　麦冬一升，去心（20g）

人参二两（6g）　甘草二两，炙（6g）　粳米半升（10g）

【用法】 上七味，以水一斗，煮取六升，去滓，内粳米，煮米熟汤成，去米，温
服一升，日三服。

歌　诀　竹叶石膏参麦冬，半夏粳米甘草从。

【临床大师胡希恕医案解析】

吕某，女性，18岁，初诊日期1965年6月17日。因高热住
院治疗，半月热仍不退，用激素治疗热退亦不明显。每天体温在
38～39℃波动，症见身热、自汗、盗汗、恶心、呕吐，食入即
吐，苔白，脉细数。

胡希恕

本书作者解析：患者高热不恶寒、自汗、盗汗、苔白、脉数考虑为里实
热之阳明病，恶心、呕吐、食入即吐、脉细考虑为里实热导致的津气亏虚、
气逆所致。

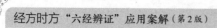

胡老选用竹叶石膏汤清热养阴生津，疏方：淡竹叶 12g，生石膏 45g，半夏 12g，党参 10g，炙甘草 6g，粳米 15g，麦冬 15g，生姜 10g，枣仁 15g。

结果：服 3 剂，热退，呕吐止，自汗、盗汗亦止。他医用补中益气汤欲补其虚，又致大汗不止乃至虚脱，无奈输液救急。再请胡老会诊，仍给原方 6 剂诸症渐已。

3. 清营汤

【病机】	六经
里证：实热、（津液虚、血瘀）	"阳明病"

【药证】

里证：实热	犀角、银花、连翘、竹叶、黄连
（津液虚）	生地、玄参、麦冬
（血瘀）	丹参

【症状】

里证：实热	身热夜甚，神烦少寐，时有谵语，目常喜开或喜闭
（津液虚）	口干喜饮，（饮不解渴），或不渴，舌干，脉虚数
（血瘀）	斑疹隐隐，舌质绛

【组成】犀角（水牛角代）（30g） 生地黄五钱（15g） 元参三钱（9g） 竹叶心一钱（3g） 麦冬三钱（9g） 丹参二钱（6g） 黄连一钱五分（5g） 银花三钱（9g） 连翘二钱，连心用（6g）

【用法】上药，水八杯，煮取三杯，日三服。（现代用法：作汤剂，水牛角镑片先煎，后下余药）

歌　诀　清营汤是鞠通方，热入心包营血伤，
角地银翘玄连竹，丹麦清热佐之良。

4. 清宫汤

【病机】	六经
里证：实热（津液虚）	"阳明病"

【药证】	
里证：实热	犀角、连翘、竹叶、莲子心
（津液虚）	玄参、麦冬

【症状】	
里证：实热	发热，神昏谵语，（神烦少寐）
（津液虚）	（口干喜饮，饮不解渴，舌红少苔，脉虚数）

【组成】元参心三钱（9g） 莲子心五分（2g） 竹叶卷心二钱（6g） 连翘心二钱（6g）

犀角（水牛角代）（30g） 连心麦冬三钱（9g）

【用法】水煎服。

5. 神犀丹

【病机】	六经
里证：实热（津液虚）	"阳明病"

【药证】	
里证：实热	犀角、黄芩、银花、金汁、连翘、板蓝根、香豉、紫草、石菖蒲
（津液虚）	生地、玄参、花粉

【症状】	
里证：实热	高热，神昏谵语，斑疹色紫，口咽糜烂，目赤烦躁，舌绛紫
（津液虚）	（口干喜饮，饮不解渴，舌红少苔，脉虚数）

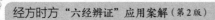

【组成】犀角（水牛角代）(1800g) 石菖蒲、黄芩各六两（各180g） 真怀生地绞汁、

银花各一斤（各500g） 金汁、连翘各十两（各300g） 板蓝根九两(270g) 香豉八两(240g)

元参七两(210g) 花粉、紫草各四两（各120g）

【用法】各生晒研细，以犀角、地黄汁、金汁和捣为丸，每重一钱（3g），凉开

水化服，日2次，小儿减半。

6. 化斑汤

【病机】　　　　　　　　　　六经

里证：实热（津液虚）　　　　"阳明病"

【药证】

里证：实热　　　　　　　　　犀角、石膏、知母、生甘草、粳米

　　（津液虚）　　　　　　　　玄参

【症状】

里证：实热　　　　　　　　　发热，或身热夜甚，外透斑疹，色赤，

　　　　　　　　　　　　　　脉数

　　（津液虚）　　　　　　　　口渴或不渴，（舌红少苔或苔干）

【组成】石膏一两(30g) 知母四钱(12g) 生甘草三钱(10g) 玄参三钱(10g) 犀角

（水牛角代）(60g) 白粳米一合(9g)

【用法】水八杯，煮取三杯，日三服。滓再煮一盅，夜一服。

7. 清瘟败毒饮

【病机】　　　　　　　　　　六经

里证：实热（津液虚、血瘀）　"阳明病"

【药证】

里证：实热　　　　　　　　　犀角、石膏、知母、黄连、栀子、黄芩、

　　　　　　　　　　　　　　桔梗、连翘、竹叶

　　（津液虚）　　　　　　　　生地、玄参、甘草

　　（血瘀）　　　　　　　　　赤芍、丹皮

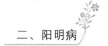

【症状】

里证：实热	大热渴饮，头痛如劈，干呕狂躁，谵语神昏，或吐血，衄血，四肢或抽搐，或厥逆，脉沉数或沉细而数或浮大而数
（津液虚）	口渴饮，（或饮不解渴），（舌红少苔或苔干），舌绛唇焦。
（血瘀）	发斑，（舌暗）

【组成】 生石膏大剂六两至八两（180～240g）；中剂二两至四两（60～120g）；小剂八钱至一两二钱（24～36g） 小生地大剂六钱至一两（18～30g）；中剂三钱至五钱（9～15g）；小剂二钱至四钱（6～12g） 犀角（水牛角代）大剂六两至八两（180～240g）；中剂三两至五两（90～150g）；小剂二两至四两（60～120g） 真川连大剂四钱至六钱（12～18g）；中剂二钱至四钱（6～12g）；小剂一钱至一钱半（3～4.5g） 栀子、桔梗、黄芩、知母、赤芍、玄参、连翘、甘草、丹皮、鲜竹叶（以上10味，原书无用量）

【用法】 先煎石膏数十沸，后下诸药。（现代用法：先煎石膏，后下诸药，用量按原方比例酌减）

8. 清心莲子饮

【病机】　　　　　　　　　　六经

里证：湿热（津液虚、气虚）　"阳明病"

【药证】

里证：湿热	黄芩、车前子、地骨皮、茯苓
（津液虚）	麦冬
（气虚）	人参、黄芪、石莲肉、甘草

【症状】

里证：湿热	烦躁发热，（舌苔黄腻或薄黄腻）
（津液虚）	口干舌燥喜饮，（饮不解渴）
（气虚）	遗精淋浊、血崩带下、遇劳则发

【组成】 黄芩、麦冬去心、地骨皮、车前子、甘草炙，各半两（各15g） 石莲肉去

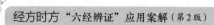

心、白茯苓、黄芪蜜炙、人参各七钱半（各22.5g）

【用法】锉散，每服三钱（10g），水一盏半，煎取八分，去滓，水中沉冷，空心食前服。

刘渡舟

【临床大师刘渡舟医案解析】

万某，男，25岁，商人。由于日夜操劳，心神不宁，出现小便混浊1年有余，屡服清热利湿之凉剂不效。现见小溲不畅，尿浊如米泔水，贮之有沉淀物。西医化验检查诊为"乳糜尿"。其人兼见腰背酸痛、头晕、口干、心烦不得眠、纳食减少、大便溏泻等症。视其舌尖红而苔白腻，脉来细数。

本书作者解析：患者舌尖红、苔白腻、小溲不畅、腰背酸痛、口干、心烦不得眠、脉数考虑为湿热内蕴之阳明病，纳食减少、大便溏泻考虑为里气虚，脉细多主里津液不足。

刘老选用清心莲子饮，疏方：石莲子10g，车前子12g，麦冬20g，地骨皮10g，黄芪10g，黄芩10g，炙甘草10g，党参10g，茯苓30g。

结果：上方服14剂，淋浊大为减轻，原方石莲子加至15g，再加草薢10g，又服14剂，小便混浊逐渐消失，诸症亦随之而愈。

9. 青蒿鳖甲汤

【病机】	六经
里证：实热、津液虚	"阳明病"

【药证】	
里证：实热	青蒿、鳖甲、知母、丹皮
津液虚	生地

【症状】	
里证：实热	夜热早凉，热退无汗，（口干渴，渴欲饮水），舌红，脉数
津液虚	苔少，脉细

【组成】青蒿二钱（6g）　鳖甲五钱（15g）　细生地四钱（12g）　知母二钱（6g）　丹皮三钱（9g）

【用法】水五杯，煮取二杯，日再服。（现代用法：水煎服）

歌　诀　青蒿鳖甲知地丹。

10. 秦艽鳖甲散

【病机】　　　　　　　　　　六经

里证：实热、血虚　　　　　　"阳明病"

【药证】

里证：实热　　　　　地骨皮、柴胡、鳖甲、秦艽、知母

　　　血虚　　　　　当归

【症状】

里证：实热　　　　　骨蒸盗汗，唇红颊赤，口干咽燥，午后潮热，咳嗽，舌红，脉数

　　　血虚　　　　　肌肉消瘦，困倦，苔少，脉细

【组成】地骨皮、柴胡、鳖甲去裙，酥炙，用九肋者，各一两（9g）　秦艽、知母、当归各半两（各5g）

【用法】上药为粗末，每服五钱（15g），水一盏，青蒿五叶，乌梅一个，煎至七分，去滓。空心，临卧温服。

11. 当归六黄汤

【病机】　　　　　　　　　　六经

里证：实热、血虚、（气虚）　"阳明病"

【药证】

里证：实热　　　　　黄芩、黄连、黄柏

　　　血虚　　　　　当归、生地黄、熟地黄

　　　（气虚）　　　黄芪

【症状】

里证：实热	面赤心烦，舌红，苔黄，脉数
血虚	口干唇燥，大便干结，小便黄赤（苔少，脉细）
（气虚）	发热盗汗（纳少，胃脘胀满，汗出）

【组成】当归、生地黄、黄芩、黄柏、黄连、熟地黄各等分（各6g）黄芪加一倍（12g）

【用法】上药为粗末，每服五钱（15g），水二盏，煎至一盏，食前服，小儿减半服之。（现代用法：水煎服）

歌　诀　火炎汗出六黄汤，归柏芩连二地黄，
倍用黄芪为固表，滋阴清热敛汗强。

【临床大师刘渡舟医案解析】

刘渡舟

罗某，男，45岁。1995年11月7日初诊。夜寐盗汗两个月。寐则汗出，寤则汗止。曾服六味地黄丸、枣仁安神液等药弗效。汗出多时，沾湿衣被。并见胸痛，头晕（血压160/100mmHg），五心烦热，口干，睡眠不宁。体温37.2℃，大便偏干，小便略黄。视其面色缘缘而赤。舌红苔薄黄，脉来洪大。

本书作者解析：患者面色缘缘而赤、五心烦热、睡眠不宁、舌红苔薄黄、脉洪大考虑为里实热之阳明病，口干、大便偏干、小便略黄考虑为血虚，低热、汗出考虑为气虚。

刘老选用当归六黄汤加味，疏方：生地20g，当归20g，黄芩4g，黄芪14g，熟地12g，黄柏10g，黄连4g，知母10g，鳖甲16g，煅牡蛎16g。

结果：服药14剂，盗汗停止，血压降至120/80mmHg，诸症皆随之而愈。

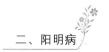

12. 清暑益气汤 (《温热经纬》)

【病机】		六经
里证：实热、津液虚、（气虚）		"阳明病"

【药证】

里证：实热	西瓜翠衣、黄连、竹叶、知母、荷梗
津液虚	石斛、麦冬
（气虚）	西洋参、粳米、甘草

【症状】

里证：实热	身热汗多，（舌红），脉数
津液虚	（口干），口渴心烦，小便短赤，（苔少）
（气虚）	体倦少气，精神不振，脉虚

【组成】西洋参（5g） 石斛（15g） 麦冬（9g） 黄连（3g） 竹叶（6g） 荷梗（15g） 知母（6g） 甘草（3g） 粳米（15g） 西瓜翠衣（30g）（原书未著用量）

【用法】水煎服。

歌　诀　王氏清暑益气汤，善治中暑气阴伤，
洋参冬斛荷瓜翠，连竹知母甘草粳。

13. 朱砂安神丸

【病机】		六经
里证：实热、血虚		"阳明病"

【药证】

里证：实热	朱砂、黄连
血虚	当归、生地黄、甘草

【症状】

里证：实热	失眠多梦，惊悸怔忡，心烦神乱，或胸中懊侬，舌尖红，脉数
血虚	脉细

【组成】朱砂五钱（15g），另研，水飞为衣　黄连去须，净，酒洗，六钱（18g）炙甘草五钱半（16.5g）　生地黄一钱半（4.5g）　当归二钱半（7.5g）

【用法】上药除朱砂外，四味共为细末，汤浸蒸饼为丸，如黍米大。以朱砂为衣，每服十五丸或二十丸（3～4g），津唾咽之，食后。（现代用法：上药研末，炼蜜为丸，每次6～9g，临睡前温开水送服；亦可作汤剂，用量按原方比例酌减，朱砂研细末水飞，以药汤送服）

歌　诀　朱砂安神东垣方，归连甘草合地黄。

14. 橘皮竹茹汤

【病机】	六经
里证：实热、津气虚	"阳明病"

【药证】

里证：实热	竹茹
津气虚	人参、陈皮、生姜、甘草、大枣

【症状】

里证：实热	口干，舌红嫩，脉数
津气虚	呃逆或干呕，虚烦少气，（纳少，脘腹胀满），脉虚

【组成】橘皮二斤（15g）　竹茹二升（15g）　大枣三十枚（5枚）　生姜半斤（9g）　甘草五两（6g）　人参一两（3g）

【用法】上六味，以水一斗，煮取三升，温服一升，日三服。

歌　诀　橘皮竹茹治呃逆，人参甘草枣姜益。

15. 清燥救肺汤

【病机】	六经
里证：实热，津液虚	"阳明病"

【药证】

里证：实热	生石膏、桑叶、杏仁、枇杷叶

| 津液虚 | 火麻仁、麦冬、阿胶、人参、甘草 |

【症状】

| 里证：实热 | 身热头痛，干咳无痰，气逆而喘，胸满胁痛 |
| 津液虚 | 咽喉干燥，鼻燥，心烦口渴，舌干少苔，脉虚大而数 |

【组成】桑叶经霜者，去枝、梗、净叶，三钱（9g） 石膏煅，二钱五分（8g） 甘草一钱（3g） 人参七分（2g） 胡麻仁炒，研，一钱（3g） 真阿胶八分（3g） 麦冬去心，一钱二分（4g） 杏仁泡，去皮尖，炒黄，七分（2g） 枇杷叶一片，刷去毛，蜜涂，炙黄（3g）

【用法】水一碗，煎六分，频频二三次，滚热服。（现代用法：水煎，频频热服）

歌　诀　清燥救肺参草杷，膏桑胶杏麦胡麻。

16. 增液承气汤

【病机】　　　　　　　六经

| 里证：实热、津液虚 | "阳明病" |

【药证】

| 里证：实热 | 大黄、芒硝 |
| 津液虚 | 玄参、麦冬、生地 |

【症状】

| 里证：实热 | 燥屎不行，下之不通，脘腹胀满，舌红苔黄，脉数 |
| 津液虚 | 口干唇燥，脉细。 |

【组成】玄参一两（30g） 麦冬连心，八钱（24g） 细生地八钱（24g） 大黄三钱（9g） 芒硝一钱五分（4.5g）

【用法】水八杯，煮取二杯，先服一杯，不知，再服。

歌　诀　增液承气参地冬，硝黄加入五药供。

【临床大师刘渡舟医案解析】

刘渡舟

孙某，女，67岁。右侧面颊掣及颞颥作痛，难以忍受，哭叫之声闻于四邻。痛甚则以手捆其颊，然亦无济于事。因掣及牙齿作痛，患者牙齿几乎拔尽。血压190/120mmHg，问其大便，则称干燥难下，小便黄赤而短。切其脉两寸弦，关部滑大。

本书作者解析：患者大便干燥难下、小便黄赤而短、两寸脉弦、关滑大考虑为里实热兼有津液亏虚之阳明病，而患者面颊掣及颞颥疼痛均为里实热上攻所致，须先"釜底抽薪"以去其热。

刘老选用增液承气汤滋阴增液通腑，加用丹皮、白芍凉血活血以止痛，疏方：玄参30g，生地15g，麦冬30g，大黄6g，玄明粉6g（冲服），丹皮10g，白芍12g，炙甘草6g。

结果：服汤2剂，泻下黑色干粪球数块，面颊之疼痛见缓，夜间已能睡卧。转方减去玄明粉，另加羚羊角粉1g（冲服），石决明30g，夏枯草16g，以加重平肝潜阳之力。服至6剂，则疼痛全止，亦未再发，测血压160/90mmHg，诸症随之而愈。

（三）里证：实热、瘀血

1. 复方大承气汤

【病机】	六经
里证：实热、血瘀、气滞	"阳明病"

【药证】

里证：实热	大黄、芒硝
血瘀	桃仁、赤芍
气滞	厚朴、炒莱菔子、枳壳

【症状】

里证：实热	大便不通，频转矢气，甚或潮热谵语，手足濈然汗出，舌苔黄燥起刺，或焦黑燥裂，

	脉沉实
血瘀	腹痛拒按，按之则硬，（舌质暗）
气滞	脘腹痞满

【组成】厚朴（15～20g）炒莱菔子（15～30g）枳壳（15g）桃仁（9g）赤芍（15g）大黄后下（9～15g）芒硝冲服（9～15g）

【用法】水煎服。最好用胃管注入，经2～3小时后，可再用本方灌肠，以加强攻下之力，有助于梗阻之解除。

2. 大黄牡丹汤

【病机】	六经
里证：实热、血瘀	"阳明病"

【药证】

里证：实热	大黄、芒硝、冬瓜仁
血瘀	桃仁、丹皮

【症状】

里证：实热	（大便不通或黏滞不畅），舌苔薄腻黄，脉滑数
血瘀	右少腹疼痛拒按，按之其痛如淋，甚则局部肿痞，或右足屈而不伸，伸则痛剧，小便自调，或时时发热，自汗恶寒，（舌质暗）

【组成】大黄四两（12g）牡丹一两（3g）桃仁五十个（9g）冬瓜仁半升（30g）芒硝三合（9g）

【用法】以水六升，煮取一升，去滓，内芒硝，再煎沸，顿服之。（现代用法：水煎服）

歌　诀　金匮大黄牡丹汤，桃仁瓜子芒硝襄。

胡希恕

【临床大师胡希恕医案解析】

齐某，男性，19岁，1965年6月25日初诊。右下腹痛4个月，在某医院诊断为"亚急性阑尾炎"，治疗1个月后，症状减轻，但不久复发，继服中药治疗2个多月仍未痊愈，经人介绍而来求治。主诉：右下腹疼，按之痛剧，苔白根腻，脉弦滑。

本书作者解析：患者脉弦滑、苔白根腻考虑为里实热之阳明病，通过"以方测证"可以看出患者应该还有大便干或黏滞不爽等症，而患者病程日久、右下腹痛、按之痛剧则考虑为瘀血内阻，综合辨证为阳明病夹瘀血。

胡老选用大黄牡丹汤加生苡仁、以清热通便活血祛瘀，芍药甘草汤缓急止痛，疏方：丹皮15g，桃仁12g，冬瓜仁10g，生苡仁24g，白芍12g，炙甘草6g，大黄6g，芒硝6g。

结果：2日后自感一切良好。但阑尾部位按之仍痛，继服3剂而安。

3. 清肠饮

【病机】	六经
里证：实热、血瘀、津液虚	"阳明病"

【药证】

里证：实热	银花、薏苡仁、黄芩、生甘草
血瘀	当归、地榆
津液虚	麦冬、玄参

【症状】

里证：实热	口干渴，汗出，舌红，脉数
血瘀	腹痛拒按，按之则硬，（舌质暗）
津液虚	舌红，（苔少），少津

【组成】银花三两（90g）当归二两（60g）地榆一两（30g）麦冬一两（30g）元参一两（30g）生甘草三钱（10g）薏仁五钱（15g）黄芩二钱（6g）

【用法】水煎服。

4. 阑尾化瘀汤

【病机】	六经
里证：实热、血瘀、气滞	"阳明病"

【药证】

里证：实热	大黄、银花
血瘀	桃仁、丹皮
气滞	川楝子、延胡索、木香

【症状】

里证：实热	发热，（口干渴，大便不通，频转矢气，舌红苔黄燥起刺，或焦黑燥裂，脉沉实或滑数）
血瘀	腹痛，右下腹局限性压痛，反跳痛，（舌质暗）
气滞	脘腹胀闷，嗳气纳呆

【组成】银花、川楝子（各15g）大黄后下、牡丹皮、桃仁、延胡索、木香（各9g）

【用法】水煎服。

5. 阑尾清化汤

【病机】	六经
里证：实热、血瘀、气滞	"阳明病"

【药证】

里证：实热	大黄、银花、蒲公英、生甘草
血瘀	桃仁、丹皮、赤芍
气滞	川楝子

【症状】

里证：实热	发热，或午后低热，口渴，大便不通，小

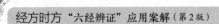

便黄，（频转矢气，舌红苔黄燥起刺，或焦
黑燥裂，脉沉实或滑数）

血瘀　　　　　　　腹痛，（右下腹局限性压痛，反跳痛，舌
　　　　　　　　　质暗）

气滞　　　　　　　（脘腹胀闷，胁肋胀痛）

【组成】银花　蒲公英　牡丹皮　大黄　川楝子　赤芍　桃仁　生甘草

【用法】水煎服。

6. 阑尾清解汤

【病机】　　　　　　　六经

里证：实热、血瘀、气滞　　　"阳明病"

【药证】

里证：湿热　　　　　　大黄、冬瓜仁、金银花、蒲公英、生甘草

　　　血瘀　　　　　　丹皮

　　　气滞　　　　　　川楝子、木香

【症状】

里证：实热　　　　　　发热，（恶寒），面红目赤，唇干舌燥，口
　　　　　　　　　　　渴欲饮，恶心呕吐，大便秘结（或黏滞不
　　　　　　　　　　　畅），小便黄，脉洪大滑数，（频转矢气，
　　　　　　　　　　　舌红苔黄燥起刺，或焦黑燥裂，脉沉实）

　　　血瘀　　　　　　腹痛拒按，腹肌紧张，有反跳痛，（舌
　　　　　　　　　　　质暗）

　　　气滞　　　　　　（脘腹胀闷，胁肋胀痛）

【组成】金银花（60g）大黄（25g）冬瓜仁、蒲公英（各30g）牡丹皮（15g）川
楝子、生甘草（各10g）木香（6g）

【用法】水煎服。

7.犀角地黄汤

【病机】	六经
里证：实热、血瘀	"阳明病"

【药证】

里证：实热	犀角、生地
血瘀	芍药、丹皮

【症状】

里证：实热	身热谵语，（神烦少寐），脉数
血瘀	斑色紫黑、吐血、衄血、便血、尿血等喜忘如狂，漱水不欲咽，大便色黑易解，舌红绛

【组成】犀角（水牛角代）一两（30g）　生地黄半斤（24g）　芍药三分（12g）　牡丹皮一两（9g）

【用法】上药四味，㕮咀，以水九升，煮取三升，分三服。（现代用法：作汤剂，水煎服，水牛角镑片先煎，余药后下）

歌　诀　犀角地黄芍药丹。

【临床大师刘渡舟医案解析】

刘渡舟

孙某，男，20岁。1992年1月8日就诊。患低热、鼻衄已4年之久，累服中、西药治疗无效。患者每于午后寒热往来，其特征是：先是恶寒、头痛，继之发热，体温徘徊在37.5～38℃，随之则鼻衄不止，衄后则头痛、发热随之减轻。面色萎黄，形体消瘦，纳差，口苦，问其二便尚可。舌边红，苔白腻，脉弦细。

本书作者解析：患者午后寒热往来、口苦、纳差、面色萎黄、形体消瘦辨证为少阳病，低热、鼻衄考虑为少阳之热迫血妄行所致，故辨证为少阳病夹瘀，治疗上以小柴胡汤和解少阳之热，犀角地黄丸凉血散瘀。

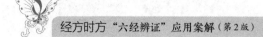

刘老疏方：柴胡15g，黄芩10g，水牛角15g，丹皮12g，白芍20g，生地30g。

结果：服7剂，寒热不发，鼻衄亦止。唯口苦、脉弦仍在，又与小柴胡汤加白芍、丹皮而愈。

8. 仙方活命饮

【病机】　　　　　　　　　　六经

里证：实热、血瘀、（痰湿）　"阳明病"

【药证】

里证：实热　　　　　金银花、白芷、防风

　　　血瘀　　　　　当归尾、赤芍、乳香、没药、穿山甲、皂刺

　　　（痰湿）　　　陈皮、贝母、花粉、甘草

【症状】

里证：实热　　　　　身热凛寒，（口干渴），苔黄，脉数有力

　　　血瘀　　　　　阳证痈疡肿毒初起，红肿焮痛

　　　（痰湿）　　　苔薄白，（或苔白），（痈疡肿胀）

【组成】白芷六分(3g) 贝母、防风、赤芍药、当归尾、甘草节、皂角刺炒、穿山甲炙、天花粉、乳香、没药各一钱（各6g） 金银花、陈皮各三钱（9g）

【用法】用酒一大碗，煎五七沸服。（现代用法：水煎服，或水酒各半煎服）

歌　诀　　仙方活命金银花，防芷陈归草芍加，
　　　　　　　贝母花粉兼乳没，穿山角刺酒煎佳。

9. 苇茎汤

【病机】　　　　　　　　　　六经

里证：痰热、血瘀　　　　"阳明病"

【药证】

里证：痰热	苇茎、薏苡仁、瓜瓣
血瘀	桃仁

【症状】

里证：痰热	身有微热，咳嗽痰多，舌红苔黄腻，脉滑数
血瘀	咳吐腥臭脓血，胸中隐隐作痛

【组成】 苇茎切，二升，以水二斗，煮取五升，去滓（60g） 薏苡仁半升（30g） 瓜瓣半升（24g） 桃仁三十枚（9g）

【用法】 㕮咀，内苇汁中，煮取二升，服一升，再服，当吐如脓。（现代用法：水煎服）

歌　诀　苇茎汤方出千金，桃仁薏苡冬瓜仁。

胡希恕

【临床大师胡希恕医案解析】

王某，女，47岁，1979年8月5日初诊。咳嗽、咳吐脓痰反复发作1年余，经支气管镜检查确诊为支气管扩张。近1周来，咳嗽，咳大量黄黏痰，纳差，口干不欲饮，胸闷，晚上身微热，恶寒，苔白腻厚，脉沉细滑。

本书作者解析：患者咳嗽、咳大量黄黏痰、纳差、口干不欲饮、胸闷、苔白腻厚、脉沉细滑考虑为痰热内蕴之阳明病，而患者晚上身微热、恶寒并非真正的表证，这是因为患者痰热证较明显，故晚上身微热，体内温度与外界温度有差异，故感觉恶寒。

胡老选用苇茎汤合桔梗汤、杏仁、苏子、竹茹清热化痰，疏方：鲜苇茎30g，生苡仁15g，桃仁10g，冬瓜仁15g，桔梗10g，炙甘草6g，杏仁10g，苏子10g，竹茹6g。

结果：上药服6剂，咳痰减少，身热、恶寒消除。原方加减服1个月，咳痰基本消失。

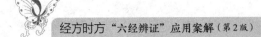

10. 清胃散

【病机】	六经
里证：湿热、血瘀	"阳明病"

【药证】	
里证：实热	黄连、升麻
血瘀	当归、生地、丹皮

【症状】	
里证：实热	牙痛牵引头疼，面颊发热，其齿喜冷恶热，或牙宣出血，口气热臭，口干舌燥，舌红苔黄，脉滑数
血瘀	牙龈红肿溃烂，或唇舌腮颊肿痛

【组成】生地黄、当归身各三分（各6g） 牡丹皮半钱（9g） 黄连六分（6g），夏月倍之 升麻一钱（9g）

【用法】上药为细末，都作一服，水一盏半，煎至七分，去滓，放冷服之。（现代用法：作汤剂，水煎服）

歌 诀 清胃散用升麻连，当归生地牡丹全。

11. 芍药汤

【病机】	六经
里证：湿热、血瘀、气滞	"阳明病"

【药证】	
里证：湿热	大黄、黄连、黄芩
血瘀	芍药、当归、官桂、甘草
气滞	木香、槟榔

【症状】	
里证：湿热	肛门灼热，小便短赤，舌苔黄腻，脉弦数

| 血瘀 | 便脓血，赤白相兼，牙龈红肿溃烂，或唇舌腮颊肿痛 |
| 气滞 | 腹痛，里急后重，（脘腹胀满） |

【组成】芍药一两（30g） 当归半两（15g） 黄连半两（15g） 槟榔、木香、甘草炒，各二钱（各6g） 大黄三钱（9g） 黄芩半两（15g） 官桂二钱半（5g）

【用法】上药㕮咀，每服半两（15g），水二盏，煎至一盏，食后温服。（现代用法：水煎服）

歌　诀　芍药汤中用大黄，芩连归桂槟草香。

12. 桃核承气汤

| 【病机】 | 六经 |
| 里证：实热、血瘀 | "阳明病" |

【药证】

| 里证：实热 | 大黄、芒硝 |
| 血瘀 | 桃仁、桂枝、甘草 |

【症状】

| 里证：实热 | （口干，大便干，舌红），脉沉实 |
| 血瘀 | 少腹急结，小便自利，神志如狂，甚则烦躁谵语，至夜发热；血瘀经闭，痛经，脉涩 |

【组成】桃仁去皮尖，五十个（12g） 大黄四两（12g） 桂枝去皮，二两（6g） 甘草炙，二两（6g） 芒硝二两（6g）

【用法】上四味，以水七升，煮取二升半，去滓，内芒硝，更上火，微沸，下火，先食，温服五合，日三服，当微利。（现代用法：作汤剂，水煎前四味，芒硝冲服）

歌　诀　桃核承气硝黄草，少佐桂枝温通妙。

胡希恕

【临床大师胡希恕医案解析】

段某，女性，14 岁，1965 年 10 月 4 日初诊。患者于 1964 年 3 月月经初潮，但后来未再来潮。1966 年 4 月 23 日发四肢抽搐、昏厥，近来发作频繁。每发作前厌食，右上腹痛，胸闷，当有气自腹向上冲时即发抽搐及昏厥，时伴呼吸急迫、大声叫喊，口苦便干，苔白腻，脉弦细。

本书作者解析：患者口苦、脉弦细考虑为少阳病，而大便干、苔白腻考虑为里实热之阳明病，而患者月经初潮后未再来潮必有下焦蓄血，患者右上腹痛为下焦蓄血之明证，胸闷、当有气自腹向上冲时即发抽搐及昏厥、时伴呼吸急迫考虑为瘀血夹热上冲所致，综合辨证为少阳阳明合病夹瘀血。

胡老选用大柴胡汤合桃核承气汤，疏方：柴胡 12g，白芍 10g，枳实 10g，生姜 10g，大枣 4 枚，半夏 12g，大黄 6g，桃仁 10g，桂枝 10g，炙甘草 6g，黄芩 10g，芒硝 10g（分冲）。

结果：上药服 3 剂，右上腹痛、胸闷未作，抽搐也未发，据证改服小柴胡汤合当归芍药散加减，调理 3 个月诸症已，月经来潮。

13. 下瘀血汤

【病机】	六经
里证：实热、血瘀	"阳明病"

【药证】

里证：实热	大黄
血瘀	桃仁、䗪虫

【症状】

里证：实热	口燥舌干，大便燥结，舌质紫红，苔黄燥，脉沉实有力
血瘀	少腹刺痛拒按，按之有硬块，或见恶露不下，甚则肌肤甲错，舌有瘀斑瘀点，脉涩

【组成】 大黄二两（6g） 桃仁二十枚（12g） 䗪虫熬，去足，二十枚（9g）

【**用法**】上三味，末之，炼蜜和为四丸，以酒一升，煎一丸，取八合，顿服之，新血下如豚肝。

歌　诀　下瘀血汤大桃䗪。

胡希恕

【临床大师胡希恕医案解析】

杨某，女性，30岁。因久病卧床不起，家中一贫如洗，邻人怜之，请义诊之。望其骨瘦如柴，面色灰黑，少腹硬满而痛，大便1周未行，舌紫暗，苔黄褐，脉沉弦。

本书作者解析：患者大便干、1周未行、脉沉弦考虑为里实热之阳明病，而患者骨瘦如柴、面色灰黑、少腹硬满而痛、舌紫暗、苔黄褐考虑为瘀血内阻，综合辨证为阳明病夹瘀血。

胡老选用下瘀血汤加味，疏方：大黄15g，桃仁10g，䗪虫6g，麝香少许。

结果：因其家境贫寒，麝香只找来一点，令其用纱布包裹，汤药煎成，把布包在汤中一蘸，仍留下次用。服1剂，泻下黑紫粪便及黑水一大盆，继服血府逐瘀汤加减、桂枝茯苓丸加减，1个月后面色变白，变胖，如换一人。

14. 大黄䗪虫丸

【病机】	六经
里证：实热、血瘀	"阳明病"

【药证】

里证：实热	大黄、黄芩、甘草
血瘀	桃仁、杏仁、芍药、地黄、干漆、虻虫、水蛭、蛴螬、䗪虫

【症状】

里证：实热	腹痛拒按，或按之不减，腹满食少，（口燥舌干，大便结燥，舌质紫红，苔黄燥，脉沉实有力）

血瘀	形体羸瘦，少腹挛急，肌肤甲错，两目无神，目眶暗黑，舌有瘀斑，脉沉涩或弦

【组成】大黄蒸，十分（75g） 黄芩二两（60g） 甘草三两（90g） 桃仁一升（60g） 杏仁一升（60g） 芍药四两（120g） 干地黄十两（300g） 干漆一两（30g） 虻虫一升（60g） 水蛭百枚（60g） 蛴螬一升（60g） 䗪虫半升（30g）

【用法】上十二味，末之，炼蜜和丸小豆大，酒饮服五丸（3g），日三服。（现代用法：将蛴螬另串，桃仁、杏仁另研成泥。其余九味共研为细粉，过箩，与桃仁等混合均匀，共为细粉。炼蜜为丸，每粒3g，蜡皮封固。每服1丸，温开水或酒送服）

胡希恕

【临床大师胡希恕医案解析】

武某，男性，24岁，1961年4月6日初诊。1960年7月确诊为慢性肝炎，经服中西药治疗效果不明显。现仍肝脾肿大，两胁痛闷，左侧尤甚，四肢皮肤甲错，色紫暗黑，二便如常，苔白，舌有瘀斑，脉弦细。

本书作者解析：患者两胁痛闷、倦怠乏力、脉弦细考虑为气滞之少阳病，四肢皮肤甲错、色紫暗黑、苔白、舌有瘀斑、脉弦细考虑为里实热夹瘀血，综合辨证为少阳阳明合病夹瘀血。

胡老选用四逆散合桂枝茯苓丸加减，兼服大黄䗪虫丸，疏方：柴胡12g，白芍12g，枳实10g，炙甘草6g，桂枝10g，茯苓12g，丹皮10g，桃仁10g，茵陈15g，丹参20g，王不留行10g。大黄䗪虫丸每早1丸。

结果：上药加减服用约3个月，6月28日来诊，胁痛已，肌肤甲错消失，继用丸药调理巩固。

15. 复元活血汤

【病机】	六经
里证：实热、血瘀	"阳明病"

【药证】

里证：实热	大黄、柴胡、栝楼根

血瘀	桃仁、当归、红花、穿山甲、甘草

【症状】

里证：实热	（口燥舌干，大便结燥，舌质红，苔黄，脉沉实有力）
血瘀	胁肋瘀肿，痛不可忍，（舌质暗，或舌有瘀斑、瘀点，脉涩）

【组成】柴胡半两（15g）栝楼根、当归各三钱（各9g）红花、甘草、穿山甲炮，各二钱（各6g）大黄酒浸，一两（30g）桃仁酒浸，去皮尖，研如泥，五十个（15g）

【用法】除桃仁外，锉如麻豆大，每服一两，水一盏半，酒半盏，同煎至七分，去滓，大温服之，食前。以利为度，得利痛减，不尽服。（现代用法：共为粗末，每服30g，加黄酒30ml，水煎服）

歌　诀　复元活血酒军柴，桃红归甲蒌根甘。

岳美中

【临床大师岳美中医案解析】

刘某，男性，1969年7月29日来诊。六脉弦硬，左关尤甚。自诉头痛已年久不愈，并时发身痛，有脑动脉硬化症，尝服中西药迄无显效。自述"头痛身痛如针刺"。这种疼痛，多属瘀血证，追询病史，而知其因跌倒后患此症。

本书作者解析：患者六脉弦硬、左关尤甚考虑为里实热之阳明病，而患者有明确的跌倒病史、头痛身疼如针刺考虑为瘀血内停，综合辨证为阳明病夹瘀血。

岳老选用复元活血汤，疏方：柴胡9g，天花粉9g，当归尾9g，穿山甲（炮）9g，桃仁6g，红花6g，川军6g。清水、黄酒各半煎，温服。

结果：连服7剂，8月20日复诊，头痛已愈，再按原方服数剂，身疼亦愈。

（四）里证：实热、水饮

1. 大陷胸汤

【病机】	六经
里证：实热、水饮	"阳明病"

【药证】	
里证：实热	大黄、芒硝
水饮	甘遂

【症状】	
里证：实热与水饮互结	心下疼痛，拒按，按之硬，或从心下至少腹硬满疼痛，手不可近，或伴见短气烦躁，大便秘结，舌上燥而渴，日晡小有潮热，舌红，苔黄腻或兼水滑，脉沉紧或沉迟有力

【组成】大黄去皮六两（10g） 芒硝一升（10g） 甘遂一钱匕（1g）

【用法】上三味，以水六升，先煮大黄，取二升，去滓，内芒硝，煮一二沸，内甘遂末，温服一升。得快利，止后服。（现代用法：水煎，溶芒硝，冲甘遂末服）

歌　诀　大陷胸汤硝黄遂。

2. 十枣汤

【病机】	六经
里证：水饮与实热互结	"阳明病"

【药证】	
里证：水饮与实热互结	甘遂、大戟、芫花、大枣

【症状】	
里证：水饮与实热互结	咳唾胸胁引痛，心下痞硬胀满，干呕短气，

头痛目眩，或胸背掣痛不得息，舌苔滑，
脉沉弦；或一身悉肿，尤以身半以下为重，
腹胀喘满，二便不利

【组成】 芫花熬、甘遂、大戟各等分

【用法】 三味等分，各别捣为散。以水一升半，先煮大枣肥者十枚，取八合去滓，内药末。强人服一钱匕，羸人服半钱，温服之，平旦服。若下后病不除者，明日更服，加半钱，得快下利后，糜粥自养。（现代用法：上三味等分为末，或装入胶囊，每服 0.5 ～ 1g，每日 1 次，以大枣 10 枚煎汤送服，清晨空腹服。得快下利后，糜粥自养）

歌 诀 十枣非君非汤剂，芫花甘遂合大戟。

胡希恕

【临床大师胡希恕医案解析】

男，84 岁。1983 年 11 月 5 日初诊。咳嗽、咯血 2 个月，经胸部 CT 确诊为左下肺癌。近 1 周来胸闷胁痛，呼吸困难，不能平卧，面目及双下肢重度浮肿。X 线胸片示，左胸腔大量积液，右胸腔少量积液。

于左胸腔抽出血性胸水 500ml，症状不见缓解，小便少，大便干，苔白腻，脉弦滑。

本书作者解析：患者左胸腔大量血性积液，伴有胸闷胁痛、呼吸困难、不能平卧、面目及双下肢重度浮肿、小便少、大便干、苔白腻、脉弦滑，考虑为水热互结之阳明病。

胡老选用十枣汤，疏方：芫花、甘遂、大戟各 10g，大枣 500g。先煮大枣，煮烂，去皮核，内芫花、甘遂、大戟，上火再煮二开，去滓，每服 1 小匙，每半小时服 1 次。

结果：服至 4 次时，大便连泄 10 余次，小便也连续不断，停止服药。第 2 天浮肿全消，能平卧入睡。4 个月后死于脑转移，胸水、浮肿却未见复发。

3. 控涎丹

【病机】	六经
里证：痰、水、实热互结	"阳明病"

【药证】	
里证：水、实热互结	甘遂、大戟
痰	白芥子

【症状】	
里证：痰、水、实热互结	忽然胸背、颈项、股胯隐痛不可忍，筋骨牵引钓痛，走易不定，或手足冷痹，或令头痛不可忍，或神志昏倦多睡，或饮食无味，痰唾稠黏，夜间喉中痰鸣，多流涎唾

【组成】甘遂去心、紫大戟、白芥子各等分

【用法】上药为末，煮糊丸如梧桐子大，晒干。食后，临卧，淡姜汤或熟水下五七丸至十丸。如痰猛气实，加数丸不妨。（现代用法：共为细末，水泛为丸，如绿豆大。每服 1～3g，晨起以温开水送服）

4. 葶苈大枣泻肺汤

【病机】	六经
里证：水饮与实热互结	"阳明病"

【药证】	
里证：水饮与实热互结	葶苈子、大枣

【症状】	
里证：水饮与实热互结	咳喘胸满（痰色白量多，舌红苔白，脉沉滑）

【组成】葶苈子熬令色黄，捣丸如弹子大（9g）大枣十二枚（4枚）

【用法】上药先以水三升煮枣，取二升，去枣，内葶苈，煮取一升，顿服。

（五）里证：湿热

1. 达原饮

【病机】	六经
里证：湿热	"阳明病"

【药证】	
里证：湿	槟榔、厚朴、草果、甘草
里证：热	知母、黄芩、白芍

【症状】	
里证：湿热	憎寒壮热，或一日三次，或一日一次，发无定时，胸闷呕恶，头痛烦躁，脉弦数，舌边深红，舌苔垢腻，或苔白厚如积粉

【组成】槟榔二钱（6g）厚朴一钱（3g）草果仁五分（1.5g）知母一钱（3g）芍药一钱（3g）黄芩一钱（3g）甘草五分（1.5g）

【用法】上用水二盅，煎八分，午后温服。（现代用法：水煎服）

歌　诀　达原草果槟厚朴，知母黄芩芍甘佐。

2. 白虎加苍术汤

【病机】	六经
里证：湿热	"阳明病"

【药证】	
里证：实热	石膏、知母、甘草、粳米
湿	苍术
里证：湿热	身热胸痞，汗多，舌红苔白腻，以及风湿热痹，身大热，关节肿痛

【组成】知母六两（18g） 甘草炙，二两（6g） 石膏一斤（50g） 苍术、粳米各三两
（各9g）

【用法】如麻豆大，每服五钱，水一盏半，煎至八九分，去滓，取六分清汁，
温服。

【临床大师刘渡舟医案解析】

周某，男，24岁。感受时令之邪，而发热头痛，胸中发满，饮食作呕。注射安乃近与葡萄糖液，汗出虽多而发热不退，反增谵语、身疼、呕吐等症。试其体温39.6℃，脉来濡，舌苔白腻。

刘渡舟

本书作者解析：患者舌苔白腻、脉濡、发热汗出、胸满、身疼、呕吐考虑为湿热弥漫三焦之阳明病。

刘老方用三仁汤清理三焦湿热，疏方：白蔻仁6g，杏仁6g，苡仁12g，藿香6g，厚朴6g，半夏10g，滑石12g，竹叶6g。

结果：患者服用三仁汤后无效，且又出现口渴心烦、高热（40℃）、一身酸痛、两足反厥冷如冰、舌苔黄白杂间、脉濡。

本书作者解析：患者虽然为湿热内蕴之证，但服用三仁汤后仍高烧不退，且又出现烦渴、谵语，考虑为里实热较重，而湿邪较轻，故用白虎汤清阳明里热，加一味苍术利湿。

故刘老又疏方：苍术10g，生石膏30g，知母10g，粳米15g，炙甘草6g。

结果：患者仅服上方1剂，高热即退，足温，诸症皆愈。

3. 导赤散

【病机】	六经
里证：湿热	"阳明病"

【药证】

里证：湿热	生地、木通、生甘草、竹叶

【症状】

里证：湿热	心胸烦热，口渴面赤，意欲饮冷，口舌生疮，小便赤涩刺痛，舌红，脉数

【组成】生地黄、木通、生甘草梢各等分（各6g）

【用法】上药为末，每服三钱（9g），水一盏，入竹叶同煎至五分，食后温服。
（现代用法：水煎服，用量按原方比例酌情增减）

歌　诀　导赤生地与木通，草梢竹叶四般攻。

【临床大师刘渡舟医案解析】

马某，女，70岁。因生日多食酒肉而发生呃忒，声震屋瓦，不得安宁。头之两侧太阳穴因打呃而疼痛。其人口苦而臭秽，且燥渴欲饮，腹满便秘，小溲黄赤。

刘渡舟

本书作者解析：患者小溲黄赤、口苦而臭秽、燥渴欲饮、腹满便秘、两侧太阳穴处疼痛考虑为湿热内蕴之阳明病。

治疗上刘老先选用黄连解毒汤加味清热利湿，疏方：黄连10g，黄芩10g，黄柏10g，栀子10g，大金钱草20g，白花蛇舌草15g，龙胆草8g。连服三剂，病衰大半。后改用导赤散加黄连清热利湿，使火热之邪从小便而出，疏方：黄连10g，生地30g，木通10g，竹叶15g，生甘草6g。

结果：服5剂而病瘳。

4. 当归龙荟丸

【病机】	六经
里证：湿热	"阳明病"

【药证】	
里证：湿热	当归、龙胆草、栀子、黄连、黄柏、黄芩、芦荟、青黛、大黄、木香、麝香、生姜

【症状】	
里证：湿热	头晕目眩，神志不宁，谵语发狂，或大便秘结，小便赤涩，（舌红苔黄腻，脉滑数）

【组成】当归焙，一两（30g）龙胆草、栀子、黄连、黄柏、黄芩各一两（30g）芦荟、青黛、大黄各五钱（15g）木香一分（0.3g）麝香五分（1.5g）

【用法】上为末，炼蜜为丸，如小豆大，小儿如麻子大，每服二十丸，生姜汤下。

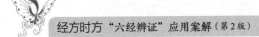

5. 香连丸

【病机】	六经
里证：湿热（下焦）	"阳明病"

【药证】	
里证：湿热（下焦）	黄连、木香、吴茱萸

【症状】	
里证：湿热（下焦）	下痢赤白相间，腹痛，里急后重（舌红苔黄腻，脉滑数）

【组成】黄连、吴茱萸二味同炒，去吴茱萸，加木香。

【用法】原书中未说明具体用法。（现代用法：水煎服）

6. 黄芩汤

【病机】	六经
里证：湿热（下焦）	"阳明病"

【药证】	
里证：湿热（下焦）	黄芩、芍药、甘草、大枣

【症状】	
里证：湿热（下焦）	身热，口苦，腹痛下利，舌红苔黄，脉数

【组成】黄芩三两（9g）　芍药二两（9g）　甘草炙，二两（3g）　大枣擘，十二枚（4枚）

【用法】上四味，以水一斗，煮取三升，去滓。温服一升，日再，夜一服。

歌　诀　黄芩汤方用大枣，挛急腹痛须芍草。

7. 白头翁汤

【病机】	六经
里证：湿热（下焦）	"阳明病"

【药证】	
里证：湿热（下焦）	白头翁、黄柏、黄连、秦皮

【症状】

里证：湿热（下焦）　　　痢疾，腹痛，里急后重，肛门灼热，下痢
　　　　　　　　　　　　脓血，赤多白少，渴欲饮水，舌红苔黄，
　　　　　　　　　　　　脉弦数

【组成】白头翁二两（15g）黄柏三两（12g）黄连三两（6g）秦皮三两（12g）

【用法】上药四味，以水七升，煮取二升，去滓，温服一升，不愈再服一升。

（现代用法：水煎服）

歌　诀　　白头翁治热毒痢，黄连黄柏佐秦皮。

【临床大师刘渡舟医案解析】

　　姜某，男，17岁。入夏以来腹痛下利，一日六七次，后重
努责，下利急而又排便不出，再三努挣，仅屙少许红液。口渴思
饮，舌苔黄腻，六脉弦滑而数。

刘渡舟

本书作者解析：患者腹痛下利（痢疾）、里急后重、下痢脓血、赤多白
少、口渴思饮、苔黄腻、脉弦滑而数，考虑为湿热下注所致的阳明病。

刘老选用白头翁汤加味，疏方：白头翁 12g，黄连 9g，黄柏 9g，秦皮
9g，滑石 15g，白芍 12g，枳壳 6g，桔梗 6g。

结果：服 2 剂，大便次数减少，又服 2 剂，红色黏液不见，病愈。

8. 六一散

【病机】　　　　　　　六经

里证：湿热　　　　　　"阳明病"

【药证】

里证：湿热　　　　　　滑石、甘草

【症状】

里证：湿热　　　　　　身热烦渴，小便不利，或泄泻，（舌红，苔
　　　　　　　　　　　黄腻，脉滑数）

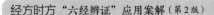
【组成】滑石六两（180g） 甘草一两（30g）

【用法】为细末，每服三钱（9g），加蜜少许，温水调下，或无蜜亦可，每日三服。或欲冷饮者，新井泉调下亦得。（现代用法：为细末，每服9～18g，包煎，或温开水调下，日2～3服，亦常加入其他方药中煎服）

9. 益元散

【病机】	六经
里证：湿热	"阳明病"

【药证】	
里证：湿热	滑石、甘草、辰砂

【症状】	
里证：湿热	（身热烦渴，小便不利，或泄泻，舌红，苔黄腻，脉滑数），心悸怔忡，失眠多梦

【组成】滑石六两（180g） 甘草一两（30g） 辰砂（原书剂量未明）

【用法】为细末，每服三钱（9g），加蜜少许，温水调下，或无蜜亦可，每日三服。或欲冷饮者，新井泉调下亦得。（现代用法：为细末，每服9～18g，包煎，或温开水调下，日2～3服，亦常加入其他方药中煎服）

10. 碧玉散

【病机】	六经
里证：湿热	"阳明病"

【药证】	
里证：湿热	滑石、青黛、甘草

【症状】	
里证：湿热	（身热烦渴，小便不利，或泄泻，口干苦，舌红，苔黄腻，脉滑数）

【组成】滑石六两（180g） 甘草一两（30g） 青黛（原书剂量未明）

【用法】为细末，每服三钱（9g），加蜜少许，温水调下，或无蜜亦可，每日三

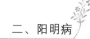

服。或欲冷饮者，新井泉调下亦得。（现代用法：为细末，每服 9～18g，包煎，或温开水调下，日 2～3 服，亦常加入其他方药中煎服）

11. 桂苓甘露饮

【病机】	六经
里证：湿热	"阳明病"

【药证】

里证：湿热	生石膏、寒水石、滑石、猪苓、茯苓、泽泻、官桂、白术、甘草、生姜

【症状】

里证：湿热	发热头痛，烦渴引饮，小便不利，霍乱吐下，（舌红，苔黄腻，脉滑数）

【组成】茯苓一两（30g）甘草炙，二两（60g）白术半两（15g）泽泻一两（30g）官桂去皮，二两（15g）石膏二两（60g）寒水石二两（60g）滑石四两（120g）猪苓半两（15g）

【用法】上为末，每服三钱（9g），温汤调下，新汲水亦得，生姜汤尤良。小儿每服一钱（3g），用如上法。（现代用法：亦可作汤剂，水煎服，用量按原方比例酌减）

12. 固经丸

【病机】	六经
里证：湿热、脱证	"阳明病"

【药证】

里证：湿热	黄芩、黄柏、白芍、龟板、香附
脱证	椿树根皮

【症状】

里证：湿热	血色深红或紫黑稠黏，手足心热，腰膝酸软，舌红，脉弦数
脱证	月经过多，或崩中漏下

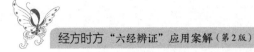

【组成】黄芩炒、白芍炒、龟板炙，各一两（各30g）黄柏炒，三钱（9g）椿树根皮七钱半（22.5g）香附二钱半（7.5g）

【用法】上为末，酒糊丸，如梧桐子大，每服50丸（6g），空心温酒或白汤下。（现代用法：以上六味，粉碎成细粉，过筛，混匀，用水泛丸干燥即得。每服6g，每日2次，温开水送服；亦可作汤剂，水煎服，用量按原书比例酌定）

歌　诀　固经龟板芍药芩，黄柏椿根香附近。

13. 易黄汤

【病机】	六经
里证：湿热、脱证	"阳明病"

【药证】

里证：湿热	黄柏、车前子
脱证	山药、芡实、白果

【症状】

里证：湿热	带下色黄如浓茶汁，其气腥秽，舌红，苔黄腻
脱证	带下黏稠量多

【组成】山药炒，一两（30g）芡实炒，一两（30g）黄柏盐水炒，二钱（6g）车前子酒炒，一钱（3g）白果十枚（12g），碎

【用法】水煎服。

歌　诀　易黄山药与芡实，白果黄柏车前子。

14. 小蓟饮子

【病机】	六经
里证：湿热	"阳明病"

【药证】

里证：湿热	生地黄、小蓟、滑石、木通、蒲黄、藕节、

淡竹叶、当归、山栀子、甘草

【症状】

里证：湿热	热结下焦之血淋：尿中带血，小便频数，赤涩热痛，舌红，脉数

【组成】生地黄、小蓟、滑石、木通、蒲黄、藕节、淡竹叶、当归、山栀子、甘草各等分（各9g）

【用法】上咬咀，每服半两（15g），水煎，空心服。（现代用法：作汤剂，水煎服，用量据病证酌情增减）

歌　诀　小蓟生地藕蒲黄，滑竹通栀归草襄。

15. 槐花散

【病机】　　　　　　　　六经

里证：湿热、气滞　　　　"阳明病"

【药证】

里证：湿热　　　　　槐花、侧柏叶

　　　气滞　　　　　荆芥、枳壳

【症状】

里证：湿热	便前出血，或便后出血，或粪中带血，以及痔疮出血，血色鲜红或晦暗，舌红苔黄脉数。
气滞	（腹胀痛）

【组成】槐花炒（12g）柏叶杵，焙（12g）荆芥穗（6g）枳壳麸炒（6g）各等分

【用法】上为细末，用清米饮调下二钱，空心食前服，（现代用法：为细末，每服6g，开水或米汤调下；亦可作汤剂，水煎服，用量按原方比例酌定）

歌　诀　槐花侧柏荆枳壳。

16. 茵陈蒿汤

【病机】	六经
里证：湿热	"阳明病"

【药证】

里证：湿热	茵陈、栀子、大黄

【症状】

里证：湿热	一身面目俱黄，黄色鲜明，发热，无汗或但头汗出，口渴欲饮，恶心呕吐，腹微满，小便短赤，大便不爽或秘结，舌红苔黄腻，脉沉数或滑数有力

【组成】茵陈六两（18g） 栀子十四枚（12g） 大黄二两（6g），去皮

【用法】上三味，以水一斗二升，先煮茵陈，减六升，内二味，煮取三升，去滓，分三服。（现代用法：水煎服）

歌　诀　茵陈蒿汤栀子黄。

【临床大师胡希恕医案解析】

王某，男，34岁，某医院会诊病例。1964年5月8日初诊。患慢性肝炎有年，近突发黄疸，经中西医治疗，黄疸指数逐渐升高，人亦面目俱黄如橘色，发热口舌干，胸胁苦满，恶心不欲食，大便秘结，苔黄腻，脉滑数。

胡希恕

本书作者解析：患者恶心不欲食、胸胁苦满考虑为半表半里之少阳病，面目俱黄、发热口舌干、大便秘结、苔黄腻、脉滑数考虑为里湿热之阳明病，综合辨证为少阳阳明合病。

胡老选用大柴胡汤合茵陈蒿汤，疏方：柴胡12g，黄芩10g，枳实10g，白芍10g，生姜10g，半夏12g，大枣4枚，茵陈24g，大黄10g，山栀子10g。

结果：上药服 2 剂，大便得通，恶心已，胸胁苦满减，精神好转。因坚持服药 28 剂，黄疸退，查肝功完全正常，旧有肝病亦随之而愈，约 1 个月出院。

17. 栀子柏皮汤

【病机】	六经
里证：湿热	"阳明病"

【药证】	
里证：湿热	栀子、黄柏、甘草

【症状】	
里证：湿热	身热，发黄，心烦懊恼，口渴，苔黄

【组成】栀子十五枚（10g）甘草一两，炙（3g）黄柏二两（6g）

【用法】上三味，以水四升，煮取一升半，去滓，分温再服。

18. 八正散

【病机】	六经
里证：湿热（下焦）	"阳明病"

【药证】	
里证：湿热（下焦）	滑石、木通、萹蓄、瞿麦、车前子、栀子、大黄、灯心、甘草

【症状】	
里证：湿热（下焦）	尿频尿急，溺时涩痛，淋沥不畅，尿色浑赤，甚则癃闭不通，小腹急满，口燥咽干，舌苔黄腻，脉滑数

【组成】车前子、瞿麦、萹蓄、滑石、山栀子仁、甘草炙、木通、大黄面裹，煨，去面，切，焙，各一斤（各500g）

【用法】上为散，每服二钱，水一盏，入灯心，煎至七分，去滓，温服，食后临卧。小儿量力少少与之。（现代用法：散剂，每服 6 ～ 10g，灯心煎汤送服；汤剂，

加灯心，水煎服，用量根据病情酌定）

歌　诀　八正木通与车前，萹蓄大黄滑石研，

草梢瞿麦兼栀子，煎加灯草痛淋蠲。

19. 五淋散

【病机】	六经
里证：湿热（下焦）	"阳明病"

【药证】

里证：湿热（下焦）	赤茯苓、当归、甘草、赤芍药、栀子

【症状】

里证：湿热（下焦）	湿热血淋，尿如豆汁，溺时涩痛，或溲如
	砂石，脐腹急痛，（舌苔黄腻，脉滑数）

【组成】赤茯苓六两（180g）　当归去芦、甘草生用，各五两（各150g）　赤芍药去芦、

锉、山栀仁各二十两（各600g）

【用法】上为细末，每服二钱（6g），水一盏，煎至八分，空心食前服。

20. 三仁汤

【病机】	六经
里证：湿热（上中下三焦）	"阳明病"

【药证】

里证：湿热	
上焦	杏仁
中焦	白蔻仁、厚朴、半夏
下焦	滑石、通草、竹叶、生薏米

【症状】

里证：湿热	
上焦	头痛恶寒，身重疼痛，面色淡黄，午

	后身热，（胸闷气短）
中焦	胸闷不饥，（纳少，脘腹胀满）
下焦	肢体倦怠，（腿沉、腿肿），苔白不渴，脉弦细而濡

【组成】杏仁五钱（15g）　飞滑石六钱（18g）　白通草二钱（6g）　白蔻仁二钱（6g）

竹叶二钱（6g）　厚朴二钱（6g）　生薏苡仁六钱（18g）　半夏五钱（15g）

【用法】甘澜水八碗，煮取三碗，每服一碗，日三服。（现代用法：水煎服）

歌　诀　　三仁杏蔻薏苡仁，朴夏通草滑竹存。

岳美中

【临床大师岳美中医案解析】

1964 年年底，曾治疗一患儿，男性，2 岁，于 5 月 8 日住某医院治疗。患儿因"食欲不振、发烧、肝功能异常 20 余天"就诊，诊断为急性无黄疸型传染性肝炎。经西医一般治疗，先后用葡萄糖醛酸内酯、肝宁片等，共治疗 5 个月，症状消失，谷丙酶从 1160 单位下降至 300 ～ 400 单位，固定不动达四个月，乃停西医治疗，延中医会诊。当时患儿毫无所苦，眠、食、二便均如常人。乃细心检查其全体，结果发现其上腹部皮肤较他处为热，且有脉象滑大、指纹略青、舌苔白、舌质红之表象。

本书作者解析：患者舌红苔白、脉象滑大、上腹部皮肤较他处为热，考虑为湿热弥漫三焦之阳明病。

岳老予三仁汤清热利湿。

结果：患者服用 10 剂后，热感减轻，舌红苔白见退，原方加入白薇以清余热，又因患儿不喜肉食，加焦山楂、砂仁以助运化，继服 25 剂，谷丙酶由 485 单位降为 152 单位。仍以原方调治，终于使谷丙酶降为 125 单位而出院。

21. 黄芩滑石汤

【病机】　　　　　　　　　六经

里证：湿热   "阳明病"

【药证】

里证：湿热   黄芩、滑石、茯苓皮、大腹皮、白蔻仁、通草、猪苓

【症状】

里证：湿热   发热身痛，汗出热解，继而复热，渴不多饮，或竟不渴，舌苔淡黄而滑，脉缓

【组成】黄芩三钱（9g）　滑石三钱（9g）　茯苓皮三钱（9g）　大腹皮二钱（6g）　白蔻仁一钱（3g）　通草一钱（3g）　猪苓三钱（9g）

【用法】水煎服。

22. 甘露消毒丹

【病机】   六经

里证：湿热   "阳明病"

【药证】

里证：湿热   黄芩、滑石、茵陈、石菖蒲、贝母、木通、藿香、连翘、白蔻仁、薄荷、射干

【症状】

里证：湿热   发热倦怠，胸闷腹胀，肢酸咽痛，身目发黄，颐肿口渴，小便短赤，泄泻淋浊，舌苔白或厚腻或干黄，脉濡数或滑数

【组成】飞滑石十五两（450g）　淡黄芩十两（300g）　绵茵陈十一两（330g）　石菖蒲六两（180g）　川贝母、木通各五两（各150g）　藿香、连翘、白蔻仁、薄荷、射干各四两（各120g）

【用法】生晒研末，每服三钱，开水调下，或神曲糊丸，如弹子大，开水化服亦可。（现代用法：散剂，每服 6～9g；丸剂，每服 9～12g；汤剂，水煎服，用量按原方比例酌定）

歌　诀　甘露消毒蔻藿香，茵陈滑石木通菖，

芩翘贝母射干薄，湿热时疫是主方。

【临床大师刘渡舟医案解析】

刘渡舟

赵某，男，5岁半。1993年6月20日初诊。有过敏性哮喘史，每闻异味后先嚏后咳继之则发气喘。近2个月病情加重，咳喘不能平卧。西医检查：两肺有哮鸣音，并伴有细小的湿啰音，血液白细胞及嗜酸性细胞均有增高，体温37.8℃。诊断为过敏性哮喘合并肺部感染。给予抗生素及扑尔敏、氨茶碱等药治疗，然气喘不见缓解。喉中痰鸣，痰不易咳出。并伴有纳呆、胸闷、腹胀、烦躁不安、小便短赤、大便不调等症。舌质偏红，苔白厚腻，脉来滑数。

本书作者解析：患者舌红、苔白厚腻、脉滑数、喉中痰鸣、纳呆、腹胀、烦躁不安、小便短赤辨证为湿热弥漫三焦之阳明病，而且湿热之邪偏于上焦，故以肺部咳嗽、喉中痰鸣为主，治疗上以甘露消毒丹合三仁汤清热利湿。

刘老疏方：浙贝12g，菖蒲10g，射干10g，白蔻仁10g，茵陈10g，滑石12g，藿香8g，杏仁10g，苡米12g，黄芩6g，栀子8g，通草10g，桔梗10g，厚朴12g，前胡10g，紫菀10g，嘱服7剂。

结果：服药后，咳喘明显减轻，夜能安卧，胸满不发，再服7剂，咳止喘平。两肺哮鸣音及湿啰音全部消失，血象恢复正常，诸羔皆瘥。

23. 连朴饮

【病机】	六经
里证：湿热	"阳明病"

【药证】

里证：湿热	黄连、栀子、芦根、豆豉、半夏、石菖蒲、厚朴

【症状】

里证：湿热	上吐下泻，胸脘痞闷，心烦躁扰，小便短

赤，舌苔黄腻，脉滑数

【组成】制厚朴二钱（6g）　川连姜汁炒、石菖蒲、制半夏各一钱（各3g）　香豉炒、焦栀各三钱（各9g）　芦根二两（60g）

【用法】水煎温服。

歌　诀　　连朴饮中芦根重，半夏菖蒲栀豉从。

24. 宣痹汤

【病机】	六经
里证：湿热	"阳明病"

【药证】	
里证：湿热	防己、杏仁、滑石、连翘、山栀、薏苡仁、半夏、晚蚕沙、赤小豆皮

【症状】	
里证：湿热	湿聚热蒸，蕴于经络，寒战热炽，骨骱烦疼，面目萎黄，舌色灰滞

【组成】防己五钱（15g）　杏仁五钱（15g）　滑石五钱（15g）　连翘三钱（9g）　山栀三钱（9g）　薏苡五钱（15g）　半夏醋炒，三钱（9g）　晚蚕沙三钱（9g）　赤小豆皮三钱（9g），乃五谷中之赤小豆，味酸肉赤，凉水浸取皮用

【用法】水八杯，煮取三杯，分温三服。痛甚者加片子姜黄二钱（6g），海桐皮三钱（9g）。

25. 二妙散

【病机】	六经
里证：湿热	"阳明病"

【药证】	
里证：湿热	黄柏、苍术

【症状】

里证：湿热   筋骨疼痛，或两足痿软，或足膝红肿疼痛，或湿热带下，或下部湿疮、湿疹，小便短赤，舌苔黄腻

【组成】黄柏炒、苍术米泔水浸，炒（各15g）

【用法】上二味，为末，沸汤，入姜汁调服。（现代用法：为散剂，各等分，每次服 3～5g，或为丸剂，亦可作汤剂，水煎服）

---

26. 三妙丸

【病机】   六经

里证：湿热   "阳明病"

【药证】

里证：湿热   黄柏、苍术、川牛膝

【症状】

里证：湿热   两脚麻木或肿痛，或如火烙之热，痿软无力，（小便短赤，舌苔黄腻，脉滑数）

【组成】黄柏四两（120g），切片，酒拌，略炒 苍术六两（180g），米泔浸一二宿，细切，焙干 川牛膝二两（60g），去芦

【用法】上为细末，面糊为丸，如梧桐子大，每服五七十丸（10～15g），空腹，姜、盐汤下。忌鱼腥、荞麦、热面、煎炒等物。

---

27. 四妙丸

【病机】   六经

里证：湿热   "阳明病"

【药证】

里证：湿热   黄柏、苍术、川牛膝、薏苡仁

【症状】

里证：湿热   两足麻木，痿软，肿痛，（小便短赤，舌苔黄腻，脉滑数）

【组成】黄柏、苍术、牛膝、薏苡仁各八两（各240g）

【用法】水泛为丸，每服6～9g，温开水送下。

28. 茵陈五苓散

【病机】	六经
里证：湿热	"阳明病"

【药证】	
里证：湿热	茵陈、猪苓、泽泻、白术、茯苓、桂枝

【症状】	
里证：湿热	湿热黄疸，湿重于热，小便不利，（舌苔黄腻，脉滑数）

【组成】茵陈蒿末十分（4g） 五苓散五分（2g）

【用法】上二物合，先食，饮方寸匕（6g），日三服。

29. 猪苓汤

【病机】	六经
里证：湿热	"阳明病"

【药证】	
里证：湿热	猪苓、泽泻、茯苓、滑石、阿胶

【症状】	
里证：湿热	小便不利，发热，口渴欲饮，或心烦不寐，或兼有咳嗽、呕恶、下利，舌红苔白或微黄，脉细数，及血淋，小便涩痛，点滴难出，小腹满痛

【组成】猪苓去皮 茯苓、泽泻、阿胶、滑石碎，各一两（各10g）

【用法】以水四升，先煮四味，取二升，去滓，内阿胶烊消，温服七合，日三服。（现代用法：水煎服，阿胶分两次烊化）

歌　诀　猪苓汤内有茯苓，泽泻滑石阿胶并。

胡希恕

【临床大师胡希恕医案解析】

　　韩某，女性，31 岁，1965 年 1 月 25 日初诊。尿急、尿痛 4 个多月，13 年前曾诊断为急性膀胱炎，治愈后有轻微尿痛、腰痛，未彻底治愈。1964 年 11 月又急性发作，尿频尿急，日达 50 余次，夜达 30 余次，尿时痛如刀割，有血丝血块，尿道灼热，腰痛腹胀，经服中西药不效，曾用益肾降火及补中益气等法也不效。近症：仍尿频，日 10 余次，尿痛热如刀割，左腰痛引及下肢亦疼，时头晕，心悸，少腹里急，口干渴甚，脉细数，舌红苔白。

　　本书作者解析：患者尿频、尿痛、头晕、心悸、少腹里急、口干渴甚、脉细数、舌红苔白考虑为湿热内蕴之阳明病。

　　胡老选用猪苓汤加生苡仁、大黄清热利湿，疏方：猪苓 10g，茯苓皮 10g，泽泻 10g，生苡仁 45g，滑石 15g，阿胶珠 10g，大黄 3g。

　　结果：上药服 3 剂，尿色变清，尿道痛已，腰痛亦减未尽除，尿频减，脉仍细数，仍服上方，同时间服肾着汤，2 月 17 日复诊时，已无不适，食量也增加一倍。

30. 萆薢分清饮（《医学心悟》）

【病机】	六经
里证：湿热	"阳明病"
【药证】	
里证：湿热	黄柏、萆薢、石菖蒲、茯苓、白术、莲子心、丹参、车前子
【症状】	
里证：湿热	湿热白浊，小便浑浊，尿有余沥，舌苔黄腻

　　【组成】川萆薢二钱（6g）　黄柏炒褐色、石菖蒲各五分（各2g）　茯苓、白术各一钱

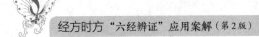

（各3g）莲子心七分（2g）丹参、车前子各一钱五分（各4.5g）

【用法】水煎服。

31. 枳实导滞丸

【病机】	六经
里证：湿热、食积	"阳明病"

【药证】

里证：湿热	大黄、黄芩、黄连、枳实、茯苓、白术、泽泻
食积	神曲

【症状】

里证：湿热	脘腹胀痛，下痢泄泻，或大便秘结，小便短赤，舌苔黄腻，脉沉有力
食积	（嗳腐吞酸，恶食呕逆）

【组成】大黄一两（30g）枳实麸炒、神曲炒，各五钱（各15g）茯苓去皮、黄芩去腐、黄连拣净、白术各三钱（各9g）泽泻二钱（6g）

【用法】上为细末，汤浸蒸饼为丸，如梧桐子大，每服五十至七十丸，温开水送下，食远，量虚实加减服之。（现代用法：共为细末，水泛小丸，每服6～9g，温开水送下，每日2次）

歌　诀　枳实导滞君大黄，芩连茯泽术曲襄。

32. 木香槟榔丸

【病机】	六经
里证：湿热、气滞	"阳明病"

【药证】

里证：湿热	黄连、黄柏、大黄、牵牛
气滞	木香、槟榔、青皮、陈皮、枳壳、香附

【症状】

里证：湿热   赤白痢疾，里急后重，或大便秘结，舌苔
黄腻，脉沉实者

气滞   脘腹痞满胀痛

【组成】 木香、槟榔、青皮、陈皮烧、枳壳、黄连各一两（各30g）黄柏、大黄各三两（90g）香附子炒、牵牛各四两（各120g）

【用法】 上为细末，水泛为丸，如小豆大，每服三十丸，食后生姜汤送下。（现代用法：为细末，水泛小丸，每服3～6g，食后生姜汤或温开水送下，日2次）

（六）里证：痰热

1. 小儿回春丹

【病机】   六经

里证：痰热、闭证   "阳明病"

【药证】

里证：痰热   胆南星、大黄、川贝、陈皮、白豆蔻、枳
壳、法半夏、天竺黄、僵蚕、全蝎

闭证   牛黄、麝香、木香、沉香、檀香、钩藤、
天麻、朱砂

【症状】

里证：痰热   发热烦躁，或反胃呕吐，夜啼吐乳，痰嗽
哮喘，腹痛泄泻，（舌质红绛，苔黄燥，脉
数有力或弦数）

闭证   神昏惊厥

【组成】 川贝母、陈皮、木香、白豆蔻、枳壳、法半夏、沉香、天竺黄、僵蚕、全蝎、檀香各一两二钱半（各37.5g）牛黄、麝香各四钱（各12g）胆南星二两（60g）钩藤八两（240g）大黄二两（60g）天麻一两二钱半（37.5g）甘草八钱七分半（26g）朱砂适量

【用法】上药为小丸，每丸重0.09g。口服，周岁以下，每次1丸；1～2岁，每次2丸，每日2～3次。

2. 至宝丹

【病机】	六经
里证：痰热、闭证	"阳明病"

【药证】

里证：痰热	犀角、玳瑁、雄黄、朱砂、金箔、银箔
闭证	牛黄、麝香、安息香、冰片、琥珀

【症状】

里证：痰热	身热烦躁，痰盛气粗，舌绛苔黄垢腻，脉滑数
闭证	神昏谵语

【组成】生乌犀（水牛角代）、生玳瑁、琥珀、朱砂、雄黄各一两（各30g）牛黄一分（0.3g）龙脑一分（0.3g）麝香一分（0.3g）安息香一两半（45g），酒浸，重汤煮令化，滤过滓，约取一两净（30g）金银箔各五十片

【用法】上丸如皂角子大，人参汤下一丸，小儿量减。（现代用法：水牛角、玳瑁、安息香、琥珀分别粉碎成细粉；朱砂、雄黄分别水飞成极细粉；将牛黄、麝香、冰片研细，与上述粉末配研、过筛、混匀。加适量炼蜜制成大蜜丸，每丸重3g。口服，每次1丸，每日1次，小儿减量。本方改为散剂，用水牛角浓缩粉，不用金银箔，名"局方至宝散"。每瓶装2g，每服2g，每日1次；小儿3岁以内每次0.5g，4～6岁每次1g；或遵医嘱）

3. 咳血方

【病机】	六经
里证：痰热	"阳明病"

【药证】

里证：痰热	瓜蒌仁、栀子、青黛、海粉、诃子

【症状】

里证：痰热	咳嗽痰稠带血，咯吐不爽，心烦易怒，胸

胁作痛，咽干口苦，颊赤便秘，舌红苔黄，
脉弦数

【组成】青黛水飞（6g）　瓜蒌仁去油（9g）　海粉（9g）　山栀子炒黑（9g）　诃子（6g）

【用法】上为末，以蜜同姜汁为丸，嚼化。（现代用法：共研末为丸，每服9g；亦可作汤剂，水煎服，用量按原方比例酌定）

歌　诀　咳血方中诃子收，瓜蒌海粉山栀投。

4. 羚角钩藤汤

【病机】	六经
里证：痰热、血虚、内风	"阳明病"

【药证】

里证：痰热	桑叶、菊花、川贝、竹茹、生甘草
血虚	生地、白芍
内风	羚羊角、钩藤、茯神木

【症状】

里证：痰热	高热不退，烦闷躁扰，舌绛而干，或舌焦起刺，脉弦而数；或头胀痛，面红如醉，舌红，脉弦数
血虚	头晕，耳鸣心悸，（乏力）
内风	手足抽搐，发为痉厥，甚则神昏；或手足躁扰，甚则瘛疭

【组成】羚角片钱半（4.5g），先煎　霜桑叶二钱（6g）　京川贝四钱（12g），去心鲜生地五钱（15g）　双钩藤三钱（9g），后入　滁菊花三钱（9g）　茯神木三钱（9g）　生白芍三钱（9g）　生甘草八分（2.4g）　淡竹茹五钱（15g），鲜刮，与羚角先煎代水

【用法】水煎服。

歌　诀　羚角钩藤菊花桑，地芍贝茹茯草襄。

【临床大师刘渡舟医案解析】

刘渡舟

李某，男，41岁，京城某酒店职员。1992年10月7日初诊。两月前误食河豚鱼，引起中毒。近日来时有周身颤抖、头目眩晕、手足麻木之感，睡眠易惊醒，血压偏高。舌红，苔白腻，脉弦数。

本书作者解析：患者舌红、苔白腻、脉弦数考虑为痰热内蕴之阳明病，周身颤抖、头目眩晕、手足麻木、睡眠易惊醒、血压偏高考虑为内风所致。

刘老选用羚角钩藤汤加减清热化痰、平息内风，疏方：羚羊角粉1.2g，钩藤15g，桑叶10g，菊花10g，茯神15g，生地10g，浙贝10g，白芍15g，甘草6g，竹茹15g，当归20g，龙骨20g，牡蛎20g。

结果：服药7剂，手足麻木、身体颤抖明显减轻，精神安静已能入睡。唯觉头目发胀，原方白芍增至30g，另加夏枯草15g，再进7剂，诸症皆愈。

5. 桑杏汤

【病机】	六经
里证：痰热	"阳明病"

【药证】

里证：痰热	桑叶、杏仁、沙参、贝母、豆豉、栀子、梨皮

【症状】

里证：痰热	身热不甚，口渴，咽干鼻燥，干咳无痰或痰少而黏，舌红，苔薄白而干，脉浮数而右脉大

【组成】桑叶一钱（3g）杏仁一钱五分（4.5g）沙参二钱（6g）象贝一钱（3g）香豉一钱（3g）栀皮一钱（3g）梨皮一钱（3g）

【用法】水二杯，煮取一杯，顿服之，重者再作服（现代用法：水煎服）。

歌　诀　桑杏汤中浙贝宜，沙参栀豉与梨皮。

【临床大师刘渡舟医案解析】

刘渡舟

　　沈某，男，56 岁。1995 年 6 月 7 日初诊。自诉咽喉紧束，喉中如物梗阻之状 2 月。患者为某大公司总经理，商海鏖战，日夜操劳，忧怒之余，渐觉口干咽痛，咽部拘紧，喉中介介如梗而不爽，情绪激动时竟言语不能发声。某医以清热解毒治之，非但其证不除，反增咳痰，就诊时频频咳吐白痰。视其舌红、苔白，刘老切其脉，左弦出于寸口。

　　本书作者解析：患者口干咽痛、咳吐白痰、舌红苔白考虑为痰热内蕴之阳明病，而患者情绪急躁易怒、情绪激动时言语不能发声、左脉出寸口考虑为气机郁滞化火上逆所致。

　　刘老方用桑杏汤加芦根、竹茹、枇杷叶、菊花、青果清热化痰，黛蛤散理气化火，疏方：青黛 10g，海蛤壳 20g，鲜芦根 30g，青竹茹 15g，枇杷叶 14g，菊花 10g，桑叶 10g，杏仁 10g，沙参 15g，浙贝 14g，藏青果 10g，梨皮 2 个。

　　结果：服药 7 剂，咽喉之疼痛、拘紧、痰涎均有减轻，再加瓜蒌皮 12g，耳环石斛 4g，续服 7 剂而病痊愈。

6. 补肺阿胶汤

【病机】	六经
里证：痰热、津液虚	"阳明病"

【药证】

里证：痰热	牛蒡子、马兜铃、杏仁
津液虚	阿胶、糯米、甘草

【症状】

里证：痰热	咳嗽气喘，喉中有声，或痰中带血
津液虚	咽喉干燥，舌红少苔，脉细数

　　【组成】 阿胶麸炒，一两五钱（9g）　黍黏子（牛蒡子）炒香，二钱五分（3g）　甘草炙，二钱五分（1.5g）　马兜铃焙，五钱（6g）　杏仁去皮尖，七个（6g）　糯米炒，一两（6g）

　　【用法】 上为细末，每服一二钱（6g），水煎，食后温服。

刘渡舟

【临床大师刘渡舟医案解析】

张某，女，36岁。1995年6月19日初诊。患音哑4年，迭用中西药治疗无效。患者系个体经商者，常年高声叫卖，兜售货品，口中干燥时无暇饮水，渐至声音发生嘶哑。来诊时音哑较重，声音不响，说一句话很费力气。自觉咽喉不爽，连及项下血脉拘紧，气短乏力，咽干，口渴喜饮，痰中有时夹带血丝，大便偏干，舌质暗红少津，脉来细数。

本书作者解析：患者声音嘶哑、痰中有时夹带血丝、大便偏干、舌质暗红少津、脉来细数考虑为痰热内蕴之阳明病，气短乏力、咽干、口渴喜饮考虑为津液虚所致。

刘老选用补肺阿胶汤：阿胶10g（烊化），马兜铃5g，牛蒡子6g，杏仁10g，糯米12g，生甘草5g，7剂。嘱其勿食辛辣食品。

结果：音哑明显好转，气力有增，大便正常。然仍感咽喉不舒，痰中带血丝，效不更方，嘱继服5剂而病愈。

7.清气化痰丸

【病机】	六经
里证：痰热、气滞	"阳明病"

【药证】	
里证：痰热	黄芩、瓜蒌仁、南星、半夏、茯苓、生姜
气滞	陈皮、杏仁、枳实

【症状】	
里证：痰热	咳嗽气喘，咳痰黄稠，烦躁不宁，舌质红，苔黄腻，脉滑数
气滞	胸膈痞闷，甚则气急呕恶

【组成】 陈皮去白、杏仁去皮尖、枳实麸炒、黄芩酒炒、瓜蒌仁去油、茯苓各一两（各30g）胆南星、制半夏各一两半（各45g）

【用法】 姜汁为丸。每服6g，温开水送下。（现代用法：以上8味，除瓜蒌仁霜外，其余黄芩等7味药粉碎成细粉，与瓜蒌仁霜混匀，过筛。另取生姜100g，捣

碎，加水适量，压榨取汁，与上述粉末泛丸，干燥即得。每服 6 ～ 9g，每日 2 次，
小儿酌减；亦可作汤剂，加生姜水煎服，用量按原方比例酌减）

歌　诀　　清气化痰胆星蒌，夏芩杏陈枳实投。

8.清金降火汤

【病机】	六经
里证：痰热、气滞	"阳明病"

【药证】

里证：痰热	生石膏、黄芩、瓜蒌仁、半夏、茯苓、贝母、前胡、甘草
气滞	陈皮、桔梗、枳壳、杏仁

【症状】

里证：痰热	（口干渴，咳嗽气喘，咳痰黄稠，舌质红，苔黄腻，脉滑数）
气滞	（胸膈痞闷）

【组成】陈皮一钱五分（4.5g）半夏泡，一钱（3g）茯苓一钱（3g）桔梗一钱（3g）枳壳麸炒，一钱（3g）贝母去心，一钱（3g）前胡一钱（3g）杏仁去皮尖，一钱半（4.5g）黄芩炒，一钱（3g）石膏一钱（3g）瓜蒌仁一钱（3g）甘草炙，三分（1g）

【用法】上锉一剂，加生姜三片，水煎，食远，临卧服。

9.小陷胸汤

【病机】	六经
里证：痰热	"阳明病"

【药证】

里证：痰热	黄连、瓜蒌、半夏

【症状】

里证：痰热	心下痞闷，按之则痛，或心胸闷痛，或咳痰黄稠，舌红苔黄腻，脉滑数

【组成】黄连一两（6g） 半夏半升（12g），洗 栝楼实大者一枚（20g）

【用法】上三味，以水六升，先煮瓜蒌，取三升，去滓，内诸药，煮取二升，去滓，分温三服。（现代用法：先煮瓜蒌，后纳他药，水煎温服）

歌 诀 小陷胸汤半黄瓜。

刘渡舟

【临床大师刘渡舟医案解析】

孙某，女，58岁。胃脘作痛，按之则痛甚，其疼痛之处向外鼓起一包，大如鸡卵，濡软不硬。患者恐为癌变，急到医院作 X 光钡餐透视，因需排队等候，心急如火，乃请中医治疗。切其脉弦滑有力，舌苔白中带滑。问其饮食、二便，皆为正常。

本书作者解析：患者胃脘作痛、按之痛甚、脉弦滑、苔白中带滑考虑为痰热内蕴（心下）之阳明病。

刘老选用小陷胸汤清热化痰，疏方：糖瓜蒌30g，黄连9g，半夏10g。

结果：此方共服3剂，大便解下许多黄色黏液，胃脘之痛立止，鼓起之包遂消，病愈。

10. 滚痰丸

【病机】	六经
里证：痰热	"阳明病"

【药证】

里证：痰热	礞石、大黄、黄芩、沉香

【症状】

里证：痰热	癫狂昏迷，或惊悸怔忡，或不寐怪梦，或咳喘痰稠，或胸脘痞闷，或眩晕耳鸣，大便秘结，苔黄厚腻，脉滑数有力

【组成】大黄酒蒸、片黄芩酒洗净，各八两（各240g） 礞石一两（30g），捶碎，同焰硝一两，投入小砂罐内盖之，铁线缚定，盐泥固济，晒干，火煅红，候冷取出 沉香半两（15g）

【用法】上为细末，水丸如梧桐子大。每服四五十丸，量虚实加减服，清茶、温

水送下，临卧食后服。（现代用法：水泛小丸，每服 8～10g，日 1～2 次，温开水送下）

歌　诀　礞石硝煅滚痰丸，大黄黄芩沉香添。

11.贝母瓜蒌散

【病机】	六经
里证：痰热	"阳明病"

【药证】	
里证：痰热	瓜蒌、贝母、天花粉、茯苓、陈皮、桔梗

【症状】	
里证：痰热	咳嗽呛急，咯痰不爽，涩而难出，咽喉干燥哽痛，苔白而干

【组成】贝母一钱五分（4.5g）　瓜蒌一钱（3g）　花粉、茯苓、橘红、桔梗各八分（各2.5g）

【用法】水煎服。

歌　诀　贝母瓜蒌花粉研，橘红桔梗茯苓添。

12.定痫丸

【病机】	六经
里证：痰热、内风	"阳明病"

【药证】	
里证：痰热	竹沥、贝母、胆南星、半夏、陈皮、茯苓、丹参、麦冬、生姜
内风	天麻、僵蚕、全蝎、石菖蒲、远志、茯神、琥珀、朱砂

【症状】

里证：痰热　　　　　　喉中痰鸣，舌苔白腻微黄，脉弦滑略数

　　　内风　　　　　　忽然发作，眩仆倒地，目睛上视，口吐白
　　　　　　　　　　　沫，叫喊作声，甚或手足抽搐

【组成】明天麻、川贝母、半夏姜汁炒、茯苓蒸、茯神去木，蒸，各一两（各30g）
胆南星九制者、石菖蒲杵碎，取粉、全蝎去尾，甘草水洗、僵蚕甘草水洗，去嘴，炒、真琥
珀腐煮，灯草研，各五钱（各15g）陈皮洗，去白、远志去心，甘草水泡，各七钱（各21g）丹
参酒蒸、麦冬去心，各二两（各60g）辰砂细研，水飞，三钱（9g）

【用法】用竹沥一小碗，姜汁一杯，再用甘草四两煮膏，和药为丸，如弹子大，
辰砂为衣，每服一丸。（现代用法：共为细末，用甘草120g煮膏，加竹沥汁100ml
与生姜汁50ml为丸，每次9g；亦可作汤剂，加甘草水煎，去渣，入竹沥、姜汁、
琥珀、朱砂冲服，用量按原方比例酌定）

歌　诀　　定痫二茯贝天麻，丹麦陈远蒲姜夏，
　　　　　　胆星全蝎蚕琥珀，竹沥姜汁草朱砂。

13. 瓜蒂散

【病机】　　　　　　　六经

里证：痰热　　　　　　"阳明病"

【药证】

里证：痰热　　　　　　瓜蒂、赤小豆、豆豉

【症状】

里证：痰热　　　　　　胸中痞硬，懊恼不安，欲吐不出，气上冲
　　　　　　　　　　　咽喉不得息，（舌红，苔黄腻），寸脉微浮

【组成】瓜蒂熬黄，一分（3g）赤小豆一分（3g）

【用法】上二味，各别捣筛，为散已，合治之，取一钱匕（2g），以香豉一合
（9g），用热汤七合，煮作稀糜，去滓。取汁合散，温，顿服之。不吐者，少少加，
得快吐者乃止。（现代用法：将二药研细末和匀，每服1～3g，用香豉9g煎汤送服。
不吐者，用洁净翎毛探喉取吐）

14. 三圣散

【病机】	六经
里证：痰热	"阳明病"

【药证】	
里证：痰热	藜芦、瓜蒂、防风

【症状】	
里证：痰热	失音闷乱，口眼㖞斜或不省人事，牙关紧闭，脉浮滑实；对于癫痫，浊痰壅塞胸中，上逆时发者，及误食毒物停于上脘等证，亦可用之

【组成】防风三两（5g） 瓜蒂三两（3g），炒黄用 藜芦去苗心，加减用之，或一两，或半两，或一分（3g）

【用法】共为粗末，水煎徐徐服之，以吐为度，不必尽剂。亦可鼻内灌之。

15. 救急稀涎散

【病机】	六经
里证：痰热	"阳明病"

【药证】	
里证：痰热	猪牙皂角、白矾

【症状】	
里证：痰热	痰涎壅盛，喉中痰声辘辘，气闭不通，心神瞀闷，四肢不收，或倒仆不省，或口角似涡，脉滑实有力

【组成】猪牙皂角如猪牙，肥实不蛀者，削去黑皮，四挺 白矾通莹者，一两

【用法】上二味，为细末，再研极细为散。如有患者，可服半钱（1.5g），重者三钱匕（4.5g），温水调灌下，不大呕吐，只有微涎稀冷而出，或一升二升，当时省觉，次缓而调治。不可使大攻之，过则伤人。

16. 茯苓丸

【病机】	六经
里证：痰热	"阳明病"

【药证】	
里证：痰热	半夏、茯苓、枳壳、风化朴硝、生姜

【症状】	
里证：痰热	两臂酸痛或抽掣，不得上举，或左右时复转移，或两手麻木，或四肢浮肿，舌苔白腻，脉沉细或弦滑

【组成】茯苓一两（30g） 枳壳麸炒，去瓤，半两（15g） 半夏二两（60g） 风化朴硝一分（0.3g）

【用法】上四味为末，生姜自然汁煮糊为丸，如梧桐子大，每服三十丸（6g），生姜汤下。（现代用法：为末，姜汁糊丸，每服6g，生姜汤或温开水送下；作汤剂，加生姜水煎去滓，风化硝溶服，用量按原方比例酌定）

歌　诀　指迷茯苓君半夏，风硝枳壳姜汤下。

【临床大师刘渡舟医案解析】

刘渡舟

高某，男，59岁。1992年2月19日初诊。3个月前，因患高血压中风，左侧半身不遂，左面颊麻木，肩臂不举，头目眩晕。血压200/100mmHg，曾服牛黄降压丸、复方降压片等药物，血压旋降旋升。其人身热有汗，痰涎量多，咳吐不尽，小便色黄不畅，大便正常。舌苔黄腻，脉来沉滑。

本书作者解析：患者舌苔黄腻、脉来沉滑、身热有汗、痰涎量多、咳吐不尽、小便色黄不畅、大便正常考虑为痰热内蕴之阳明病，痰热阻滞经络，气血运行不利，故出现左侧半身不遂、左面颊麻木、肩臂不举、头目眩晕。

治疗上选用茯苓丸合黄连、黄芩、天竺黄、鲜竹沥清热化痰，疏方：茯苓30g，枳壳10g，半夏20g，风化硝10g，黄连6g，黄芩6g，天竺黄15g，鲜竹沥水 5 匙。

结果：服药 5 剂后，泻下暗红色黏腻之大便颇多，顿觉周身清爽，血压降至 140/ 88mmHg，小便随之畅利。药已中的，原方加钩藤 15g，羚羊角粉 0.9g，生姜汁 2 匙。服 20 余剂，血压一直稳定在正常范围，左臂已能高举过头，咳吐痰涎已除。

（七）里证：瘀血

1. 血府逐瘀汤

【病机】	六经
里证：血瘀、气滞	"阳明病"

【药证】	
里证：血瘀	桃仁、红花、当归、生地、川芎、赤芍、牛膝、桔梗
气滞	柴胡、枳壳、甘草

【症状】	
里证：血瘀	胸痛，头痛，日久不愈，痛如针刺而有定处，或呃逆日久不止，或饮水即呛，干呕，或内热瞀闷，或心悸怔忡，失眠多梦，入暮潮热，唇暗或两目暗黑，舌质暗红，或舌有瘀斑、瘀点，脉涩或紧
气滞	急躁易怒，（胁肋胀痛），脉弦

【组成】桃仁四钱（12g） 红花三钱（9g） 当归三钱（9g） 生地黄三钱（9g） 川芎一钱半（4.5g） 赤芍二钱（6g） 牛膝三钱（9g） 桔梗一钱半（4.5g） 柴胡一钱（3g） 枳壳二钱（6g） 甘草二钱（6g）

【用法】水煎服。

歌　诀　血府逐瘀红花桃，芎芍膝归生地草，柴胡枳桔行气滞，血化下行不作劳。

【临床大师刘渡舟医案解析】

刘渡舟

何某，女，26岁。1993年9月15日初诊。4个月前因下雨路滑跌倒在地，损伤尻尾。拍X光提示为骶骨骨裂。现尾骨疼痛较剧，不敢坐椅子，行走时疼痛加重，甚至不能平卧。伴见月经量少，小腹发凉，两腿沉困。舌质紫暗，边有瘀点，脉弦细而涩。

本书作者解析：患者发病有一个明确的外伤史，即跌倒后出现尾骨疼痛、行走时疼痛加重，外伤易致血瘀气滞；另外患者舌质紫暗、边有瘀点、脉弦细而涩、月经量少、小腹发凉、两腿沉困均说明患者血瘀气滞无疑。

刘老选用血府逐瘀汤，疏方：当归15g，生地10g，赤芍15g，川芎10g，桃仁14g，红花10g，枳壳10g，桔梗10g，柴胡14g，牛膝10g，炙甘草8g。

结果：服7剂后，疼痛大减，舌质转为正常，脉沉弦。瘀血虽去，气滞犹存。转方用"通气散"理气散结止痛。木香8g，沉香4g，延胡10g，炙甘草4g，小茴香10g，橘核10g，荔枝核10g，黑白丑6g，当归12g，红花6g，鹿角霜10g，天仙藤20g，丝瓜络10g。服上方10剂，诸症皆愈。

2. 通窍活血汤

【病机】	六经
里证：血瘀	"阳明病"

【药证】	
里证：血瘀	桃仁、红花、川芎、赤芍、老葱、生姜、大枣、黄酒、麝香

【症状】	
里证：血瘀	头痛昏晕，或耳聋，脱发，面色青紫，或酒渣鼻，或白癜风，以及妇女干血痨，小儿疳积见肌肉消瘦、腹大青筋、潮热等，（舌质暗红，或舌有瘀斑、瘀点，脉涩或弦紧）

【组成】赤芍、川芎各一钱（各3g）桃仁研泥、红花各三钱（各9g）老葱切碎3根
鲜姜三钱（9g），切碎 红枣去核，7个 麝香绢包，五厘（0.16g）黄酒半斤（250g）

【用法】前七味煎一盅，去滓，将麝香入酒内再煎二沸，临卧服。

歌 诀 通窍全凭好麝香，桃红大枣老葱姜，
川芎黄酒赤芍药，表里通经第一方。

3.膈下逐瘀汤

【病机】	六经
里证：血瘀、气滞	"阳明病"

【药证】

里证：血瘀	桃仁、红花、五灵脂、当归、川芎、丹皮、赤芍
气滞	延胡索、乌药、香附、枳壳、甘草

【症状】

里证：血瘀	膈下瘀血蓄积；或腹中胁下有痞块；或肚腹疼痛，痛处不移；或卧则腹坠似有物者
气滞	（胁肋胀痛，脉弦）

【组成】五灵脂炒，二钱（6g）当归三钱（9g）川芎二钱（6g）桃仁研泥，三钱（9g）
丹皮、赤芍、乌药各二钱（各6g）延胡索一钱（3g）甘草三钱（9g）香附一钱半（4.5g）
红花三钱（9g）枳壳一钱半（4.5g）

【用法】水煎服。

歌 诀 膈下逐瘀桃牡丹，赤芍乌药元胡甘，
归芎灵脂红花壳，香附开郁血亦安。

4.七厘散

【病机】	六经
里证：血瘀	"阳明病"

【药证】

里证：血瘀   乳香、红花、没药、血竭、朱砂、麝香、

冰片、粉口儿茶

【症状】

里证：血瘀   跌打损伤，筋断骨折之瘀血肿痛，或刀伤

出血，（舌质暗红，或舌有瘀斑、瘀点，脉

涩或紧）

【组成】 上朱砂水飞净，一钱二分（3.6g） 真麝香一分二厘（0.36g） 梅花冰片一分二厘

（0.36g） 净乳香一钱五分（4.5g） 红花一钱五分（4.5g） 明没药一钱五分（4.5g） 爪儿血竭

一两（30g） 粉口儿茶二钱四分（7.2g）

【用法】 上为极细末，瓷瓶收贮，黄蜡封口，贮久更妙。治外伤，先以药七厘

（0.5～1g），烧酒冲服，复用药以烧酒调敷伤处。如金刃伤重，急用此药干掺。

---

5. 失笑散

【病机】   六经

里证：血瘀   "阳明病"

【药证】

里证：血瘀   蒲黄、五灵脂

【症状】

里证：血瘀   心腹刺痛，或产后恶露不行，或月经不调，

少腹急痛等，（舌质暗红，或舌有瘀斑、瘀

点，脉涩或紧）

【组成】 五灵脂酒研，淘去沙土、蒲黄炒香，各二钱（各6g）

【用法】 先用酽醋调二钱，熬成膏，入水一盏，煎七分，食前热服。（现代用法：

共为细末，每服6g，用黄酒或醋冲服，亦可每日取8～12g，用纱布包煎，作汤剂服）

歌 诀 失笑灵脂蒲黄同。

6. 活络效灵丹

【病机】	六经
里证：血瘀	"阳明病"

【药证】

里证：血瘀	当归、丹参、生乳香、生没药

【症状】

里证：血瘀	心腹疼痛，腿痛臂痛，跌打瘀肿，内外疮疡以及癥瘕积聚等，（舌质暗红，或舌有瘀斑、瘀点，脉涩或紧）

【组成】当归、丹参、生乳香、生没药各五钱（各15g）

【用法】上药四味作汤服。若为散，一剂分作四次服，温酒送下。

7. 丹参饮

【病机】	六经
里证：血瘀	"阳明病"

【药证】

里证：血瘀	丹参、檀香、砂仁

【症状】

里证：血瘀	心胃诸痛，（舌质暗红，或舌有瘀斑、瘀点，脉涩或紧）

【组成】丹参一两（30g） 檀香、砂仁各一钱半（各4.5g）

【用法】以水一杯，煎七分服。

（八）里证：虚热

1. 增液汤

【病机】	六经
里证：虚热（津液虚）	"阳明病"

【药证】	
里证：虚热（津液虚）	玄参、生地黄、麦冬

【症状】	
里证：虚热（津液虚）	大便秘结，口渴，舌干红，脉细数或沉而无力

【组成】玄参一两（30g）麦冬连心，八钱（2.4g）细生地八钱（24g）

【用法】水八杯，煮取三杯，口干则与饮令尽，不便，再作服（现代用法：水煎服）

歌　诀　增液汤用参地冬。

刘渡舟

【临床大师刘渡舟医案解析】

闫某，男，12岁。患温热病，日久失治，温热之邪下伤肝肾之阴。症见：午后潮热如焚，睡则呓语呢喃，面色枯白，身体羸瘦，饮食不进，哭而无泪。病已至此，其父母认为无望，束手待毙。其亲戚有周君者，与先生为友，力请刘老诊治。切其脉来细数而任按，舌红形如石榴花。视其两目之神不败，口虽干而齿不枯。

本书作者解析：患者脉细数、舌红少苔（如石榴花）、面色枯白、身体羸瘦、饮食不进、哭而无泪考虑为津液亏损所致，而午后潮热如焚、睡则呓语呢喃考虑为津液亏虚之虚热上扰所致，辨证为阳明病。

刘老重用增液汤甘寒、咸寒之品滋阴增液，竹叶、生甘草、丹皮、犀角清热凉血，疏方：生地30g，玄参18g，麦冬18g，生甘草6g，丹皮6g，广犀角 6g，竹叶 6g。嘱药煎 2 次，分 4 次服之，每 4 小时服 1 次。

结果：服 1 剂后，竟酣然熟睡而呓语停止，午后潮热有所减轻。又服 2 剂，则鼻有涕，眼有泪，此乃津液复生、阳热之邪渐退之兆。于上方中再加玉竹 14g，龟板 24g，阿胶 10g（烊化）。又服 3 剂，大见好转，身热已退，欲食米粥，大便由秘变易。治疗仍主甘寒滋阴增液之法，而坚持不懈，计用生地至 6 斤，玄参、麦冬至 4 斤以上，治疗约有 1 月，其病方愈。周身皮屑脱落盈掬，顶发已秃，家人扶之下床，两腿振振欲擗地，站立不稳。温病伤阴之证，临床虽不鲜见，如此例之重者，则确属罕见。

2. 麦冬汤

【病机】	六经
里证：虚热（津液虚、气虚）	"阳明病"

【药证】

里证：虚热	
（津液虚）	麦冬
（气虚）	人参、半夏、甘草、粳米、大枣

【症状】

里证：虚热（津液虚、气虚）	咳嗽气喘，咽喉不利，咯痰不爽，或咳唾涎沫，口干咽燥，手足心热，舌红少苔，脉虚数；或呕吐，纳少，呃逆，口渴咽干，舌红少苔，脉虚数

【组成】麦冬七升（42g）半夏一升（6g）人参三两（9g）甘草二两（6g）粳米三合（3g）大枣十二枚（4枚）

【用法】上六味，以水一斗二升，煮取六升，温服一升，日三夜一服。（现代用法：水煎服）

歌　诀　麦冬汤用人参，枣草粳米半夏存。

3. 益胃汤

【病机】	六经
里证：虚热（津液虚）	"阳明病"

【药证】	
里证：虚热（津液虚）	沙参、麦冬、冰糖、生地、玉竹

【症状】	
里证：虚热（津液虚）	胃脘灼热隐痛，饥不欲食，口干咽燥，大便干结，或干呕、呃逆，舌红少津，脉细数

【组成】沙参三钱（9g） 麦冬五钱（15g） 冰糖一钱（3g） 细生地五钱（15g） 玉竹炒香，一钱五分（4.5）

【用法】水五杯，煮取二杯，分两次服，渣再煮一杯服。（现代用法：水煎两次分服）

歌　诀　益胃汤用参地冬，冰糖玉竹五药供。

【临床大师刘渡舟医案解析】

朱某，男，52岁。1993年8月11日初诊。1年前患湿热病，之后出现口干无唾，不敢多言，饮食必用汤水送下，夜间口干更甚，须饮水数次方能入睡。时有胁腹胀，大便干结，经医院多次

刘渡舟

检查，病因不明，特来求治。视其人舌瘦而质红，苔薄而少津，脉弦细数。

本书作者解析：患者舌瘦而质红、苔薄而少津、脉细数、口干无唾、夜间口干更甚、大便干结考虑为津液虚、虚热上扰之阳明病，而胁腹胀、脉弦考虑为气机郁滞。

刘老选用益胃汤加减滋阴增液，同时加用白芍、佛手、香橼、丹皮、川楝子理气解郁，故疏方：沙参15g，玉竹15g，麦冬30g，生地10g，白芍20g，佛手10g，香橼10g，蒺藜10g，丹皮10g，川楝子10g。

结果：其服 10 余剂，感觉口中唾液徐徐而生，胁腹之胀消失，大便正常。

4. 玉液汤

【病机】　　　　　　　　　　六经

里证：虚热（气虚、津液虚）　"阳明病"

【药证】

里证：虚热

　　　（气虚）　　　　　　　生黄芪、生山药

　　　（津液虚）　　　　　　五味子、天花粉、知母、葛根、鸡内金

【症状】

里证：虚热（气虚、津液虚）　口干而渴，饮水不解，小便数多，困倦

　　　　　　　　　　　　　　气短，脉虚细无力

【组成】生山药一两（30g）　生黄芪五钱（15g）　知母六钱（18g）　生鸡内金二钱（6g），

捣细　葛根钱半（6g）　五味子三钱（9g）　天花粉三钱（9g）

【用法】水煎服。

歌　诀　玉液山药芪葛根，花粉知味鸡内金。

5. 琼玉膏

【病机】　　　　　　　　　　六经

里证：虚热（气虚、津液虚）　"阳明病"

【药证】

里证：虚热

　　　（气虚）　　　　　　　人参、茯苓

　　　（津液虚）　　　　　　生地、白蜜

【症状】

里证：虚热（气虚、津液虚）　干咳少痰，咽燥咯血，肌肉消瘦，气短

　　　　　　　　　　　　　　乏力，舌红少苔，脉细数

【组成】人参二十四两，为末　生地黄十六斤，捣汁　白茯苓四十八两，为末　白蜜十斤

【用法】人参、茯苓为细末，蜜用生绢滤过，地黄取自然汁，捣时不得用铁器，取汁尽去滓，用药一处，拌和匀，入银、石器或好瓷器内封闭留用。每晨二匙，温酒化服，不饮酒者白汤化之。

6. 养阴清肺汤

【病机】	六经
里证：虚热（津液虚）	"阳明病"

【药证】

里证：虚热（津液虚）	生地、玄参、麦冬、白芍、丹皮、薄荷、贝母、生甘草

【症状】

里证：虚热（津液虚）	喉间起白如腐，不易拭去，并逐渐扩展，病变甚速，咽喉肿痛，初起或发热或不发热，鼻干唇燥，或咳或不咳，呼吸有声，似喘非喘，脉数无力或细数

【组成】大生地二钱（6g）　麦冬一钱二分（9g）　生甘草五分（3g）　玄参钱半（9g）　贝母去心，八分（5g）　丹皮八分（5g）　薄荷五分（3g）　白芍炒，八分（5g）

【用法】水煎服。一般日服1剂，重症可日服2剂。

歌　诀　养阴清肺生地黄，玄参麦冬芍甘襄，
薄荷贝母丹皮入，阴虚燥热白喉尝。

7. 百合固金汤

【病机】	六经
里证：虚热（津液虚）	"阳明病"

【药证】

里证：虚热（津液虚）	生地、熟地、麦冬、玄参、白芍、当归、贝母、桔梗、甘草、百合

【症状】

里证：虚热（津液虚）　　　咳嗽气喘，痰中带血，咽喉燥痛，头晕目
　　　　　　　　　　　　　　眩，午后潮热，舌红少苔，脉细数

【组成】熟地、生地、归身各三钱（9g）　白芍（6g）、甘草（3g）各一钱　桔梗（6g）、
玄参（3g）各八分　贝母（6g）、麦冬（9g）、百合（12g）各一钱半

【用法】水煎服。

歌　诀　百合固金二地黄，玄参贝母桔甘藏，
　　　　　　麦冬芍药当归配，咳喘痰血肺家伤。

三、少阳病

1. 小柴胡汤

【病机】	六经
半表半里证：实热、（气虚）	"少阳病"

【药证】

半表半里证：实热	柴胡、黄芩
（气虚）	人参、甘草、半夏、生姜、大枣

【症状】

半表半里证：实热	往来寒热，胸胁苦满，心烦喜呕，口苦，咽干，目眩，脉弦；或经水适断，寒热发作有时
（气虚）	默默不欲饮食，舌苔薄白

【组成】柴胡半斤（24g）　黄芩三两（9g）　人参三两（9g）　甘草三两，炙（9g）　半夏半升，洗（9g）　生姜三两，切（9g）　大枣十二枚，擘（4枚）

【用法】上七味，以水一斗二升，煮取六升，去滓，再煎，取三升，温服一升，日三服。（现代用法：水煎服）

歌　诀　小柴胡汤和解功，半夏人参甘草从，
更加黄芩生姜枣，少阳为病此方宗。

刘渡舟

【临床大师刘渡舟医案解析】

病例1：刘某，男，14岁。春节期间过食肥甘，又感受时邪，因而发病。症见周身疲乏无力，心中懊恼，不欲饮食，并且时时泛恶，小便短黄，大便尚可。此病延至两日，则身目发黄，到某

医院急诊就诊，认为是"急性黄疸型肝炎"，给中药 6 包，嘱每日服 1 包，服至 4 包，症状略有减轻，而黄疸仍然不退，乃邀刘老诊治。此时，患童体疲殊甚，亦不能起立活动，右胁疼痛，饮食甚少，频频呕吐，舌苔黄腻，脉弦滑数。

本书作者解析：患者舌苔黄腻、脉滑数、周身黄疸、体疲殊甚、亦不能起立活动，考虑为湿热内蕴所致的阳明病，患者右胁疼痛、饮食甚少、频频呕吐、脉弦，考虑为少阳病。综合辨证为少阳阳明合病。

治疗上刘老用茵陈蒿汤清热利湿以退黄，小柴胡汤和解少阳，疏方：柴胡 12g，黄芩 9g，半夏 10g，生姜 10g，大黄 6g，茵陈（先煎）30g，生山栀 10g。

病家揽方而问刘老：病人虚弱已甚，应开补药为是，而用大黄何耶？刘老答曰：本非虚证，而体疲乏力者，为湿热所困，乃"大实有羸状"之候，待湿热一去，则诸症自减，如果误用补药，则必助邪为虐，后果将不堪设想。

结果：上方服 3 剂，即病愈大半，又服 3 剂，后改用茵陈五苓散利湿解毒，乃逐渐痊愈。

病例 2：于某，男，43 岁。1993 年 11 月 29 日初诊。左侧肩背疼痛酸胀，左臂不能抬举，身体不可转侧，痛甚之时难以行走，服西药强痛定可暂止痛片刻，旋即痛又发作，查心电图无异常，某医院诊为肩周炎，病人异常痛苦。刘老会诊时，自诉胸胁发满，口苦，时叹息，纳谷不香，有时汗出，背部发紧，二便尚调。视舌质淡，舌苔薄白，切其脉弦。

本书作者解析：患者胸胁发满、口苦、时叹息、纳谷不香、脉弦考虑为少阳病，背部发紧、时汗出、舌质淡、苔薄白考虑为太阳病，综合辨证为太阳少阳合病。

刘老选用小柴胡汤和解少阳，桂枝汤解表，并加一味片姜黄通络止痛，疏方：柴胡 16g，黄芩 10g，半夏 10g，生姜 10g，党参 8g，炙甘草 8g，桂枝 12g，白芍 12g，大枣 12 枚，片姜黄 12g。

结果：患者服 3 剂，背痛大减，手举自如，身转灵活，胸胁舒畅。续服 3 剂，诸症霍然而痊。

2. 柴胡枳桔汤

【病机】   六经

半表半里证：实热、（痰湿）   "少阳病"

【药证】

半表半里证：实热   柴胡、黄芩、雨前茶

    （痰湿）   陈皮、半夏、枳壳、桔梗、生姜

【症状】

半表半里证：实热   往来寒热，两头角痛，耳聋目眩，胸胁

           满痛，脉弦

    （痰湿）   （咳嗽咯痰），舌苔白滑

【组成】柴胡一钱至钱半（3～4.5g）枳壳钱半（4.5g）姜半夏钱半（4.5g）鲜生姜一钱（3g）青子芩一钱至钱半（3～4.5g）桔梗一钱（3g）新会皮钱半（4.5g）雨前茶一钱（3g）

【用法】水煎服。

---

3. 清脾饮

【病机】   六经

半表半里证：实热、（痰湿）   "少阳病"

【药证】

半表半里证：实热   柴胡、黄芩

    （痰湿）   青皮、白术、茯苓、半夏、厚朴、草果、

           甘草

【症状】

半表半里证：实热   口苦咽干，（胸胁满痛），（或疟疾，热多

           寒少），脉弦数

    （痰湿）   （咳嗽咯痰，胸脘痞闷），小便赤涩，（舌

           苔白滑）

【组成】青皮去白、厚朴姜汁炒、白术、草果仁、柴胡去芦、茯苓、黄芩、半夏汤泡
七次、甘草炙，各等分

【用法】哎咀，每服四钱，水一盏半，姜五片，煎至七分，去滓温服。

4. 四逆散

【病机】	六经
半表半里证：气滞	"少阳病"

【药证】

半表半里证：气滞	柴胡、枳实、芍药、甘草

【症状】

半表半里证：气滞	胁肋胀闷，脘腹疼痛，脉弦；或手足不温，或腹痛，或泄利下重，脉弦

【组成】甘草炙、枳实破，水渍，炙干、柴胡、芍药各十分（各6g）

【用法】上四味，捣筛，白饮和服方寸匕，日三服（现代用法：水煎服）

歌　诀　四逆芍柴枳实甘。

刘渡舟

【临床大师刘渡舟医案解析】

李某，男，32岁。年龄虽壮，却患阳痿。自认为是肾虚，遍服各种补肾壮阳之药，久而无功。视其两目炯炯有神，体魄甚佳，而非虚怯之比。切其脉弦有力，视其舌苔则白滑略厚。除阳痿外，兼见胸胁苦满，口苦，心烦，手足冰冷。

本书作者解析：患者胸胁苦满、口苦、舌苔白滑略厚考虑为少阳病，刘老选用小柴胡汤和解少阳。而患者手足逆冷就要细致分析了，中医的思维往往是阴阳思维，一个问题至少要从阴阳两个方面来考虑，有时候还要从几个点去考虑。比如说口苦一症，《伤寒论》里面提到过"少阳之为病，口苦，咽干、目眩也。"但临床上见到口苦不一定都是少阳，可以见于阳明，也可以见于厥阴，还有很重的湿热也可以有口苦，对于湿热很重的口苦用小柴胡汤往

往效果不好，若用三仁汤等清热利湿药效果就很好；大便干也不一定都是阳明腑实，也可以见于寒湿证、少阳证、太阴病，等等；还有一些恶寒、脉微细的患者，他也不一定都是阳虚、气虚，"大实有赢状"的患者也不少，比如临床上大承气汤的脉象不一定都是弦滑、沉实有力脉，它的脉也有很多沉细的，这点需要大家注意。比如手足逆冷这个症状，有阴证的，如四逆汤、理中汤之类的，也有阳证的，如四逆散证，四逆散证是由于气滞不能正常运行气血，导致气血不能到达四末所致。对于手足逆冷的阴阳的鉴别，最主要是从脉象上，阴证脉象多沉细无力或微细，阳性证脉象多弦滑有力。该患者两目炯炯有神、体魄甚佳、脉弦有力，说明其手足逆冷是由于气滞所致。

刘老选用小柴胡汤合四逆散理气开郁，故疏方：柴胡16g，黄芩10g，半夏14g，生姜8g，党参10g，炙甘草10g，白芍15g，枳实12g，大枣7枚。

结果：仅服3剂而愈。

5. 柴胡疏肝散

【病机】	六经
半表半里证：气滞	"少阳病"

【药证】	
半表半里证：气滞	柴胡、枳壳、芍药、甘草、香附、陈皮、川芎

【症状】	
半表半里证：气滞	胁肋疼痛，胸闷喜太息，情志抑郁易怒，或嗳气，脘腹胀满，脉弦

【组成】柴胡、陈皮醋炒，各二钱（各6g）川芎、香附、枳壳麸炒、芍药各一钱半（各4.5g）甘草炙，五分（1.5g）

【用法】水二盅，煎八分，食前服。

歌　诀　四逆散加香皮芎。

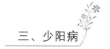

6. 枳实芍药散

【病机】	六经
半表半里证：气滞、（血瘀）	"少阳病"

【药证】

半表半里证：气滞、（血瘀）	枳实、芍药

【症状】

半表半里证：气滞、（血瘀）	腹痛，（胸膈痞满），烦满不得卧

【组成】枳实烧令黑，勿太过、芍药等分（原书未明剂量）

【用法】二味，杵为散，服方寸匕，日三服，以麦粥下之。

7. 逍遥散

【病机】	六经
半表半里证：气滞、血虚、气虚	"少阳病"

【药证】

半表半里证：	气滞	柴胡、薄荷
	血虚	当归、芍药
	气虚	茯苓、白术、甘草、烧生姜

【症状】

半表半里证：	气滞	两胁作痛，头痛目眩，口燥咽干，或月经不调，乳房胀痛，脉弦
	血虚	（心悸，失眠，舌淡苔薄白），脉虚
	气虚	神疲食少，（胃脘胀满，大便时干时稀）

【组成】甘草微炙赤，半两（15g） 当归去苗，锉，微炒、茯苓去皮，白者、白芍药、白术、柴胡去苗，各一两（各30g）

【用法】上为粗末，每服二钱（6g），水一大盏，烧生姜一块，切破，薄荷少许，同煎至七分，去滓热服，不拘时候。（现代用法：共为散，每服 6～9g，煨姜、薄荷少许，共煎汤温服，日 3 次。亦可作汤剂，水煎服，用量按原方比例酌减。亦有丸剂，每服 6～9g，日服 2 次）

歌 诀 逍遥散用归芍柴，苓术甘草姜薄来。

8.黑逍遥散

【病机】　　　　　　　　　六经

半表半里证：气滞、血虚、气虚　　"少阳病"

【药证】

半表半里证：气滞　　　　　柴胡、薄荷

　　　　　　血虚　　　　　当归、芍药、生地（熟地）

　　　　　　气虚　　　　　茯苓、白术、甘草、烧生姜

【症状】

半表半里证：气滞　　　　　（两胁作痛，头痛目眩，口燥咽干，

　　　　　　　　　　　　　或月经不调，乳房胀痛，脉弦）

　　　　　　血虚　　　　　临经腹痛，（心悸、失眠，舌淡苔薄

　　　　　　　　　　　　　白），脉虚

　　　　　　气虚　　　　　（神疲食少，胃脘胀满，大便时干

　　　　　　　　　　　　　时稀）

【组成】甘草微炙赤，半两（15g）　当归去苗，锉，微炒、茯苓去皮，白者、白芍药、白术、柴胡去苗，各一两（各30g）　生地或熟地（原书未有剂量）

【用法】上为粗末，每服二钱（6g），水一大盏，烧生姜一块，切破，薄荷少许，同煎至七分，去滓热服，不拘时候。（现代用法：共为散，每服6～9g，煨姜、薄荷少许，共煎汤温服，日3次。亦可作汤剂，水煎服，用量按原方比例酌减。亦有丸剂，每服6～9g，日服2次）

9.柴平汤

【病机】　　　　　　　　　六经

半表半里证：实热、痰湿　　"太阳病"

【药证】

半表半里证：实热　　　　　柴胡、黄芩

痰湿	半夏、人参、陈皮、苍术、厚朴、生姜、大枣、甘草

【症状】

半表半里证：实热	（往来寒热）、寒多热少，（口苦，咽干）
痰湿	一身尽疼，手足沉重，（脘腹胀满，舌苔白腻），脉濡

【组成】柴胡、黄芩、人参、半夏、甘草、陈皮、苍术、厚朴，加姜、枣煎服。

【用法】水煎服。

刘渡舟

【临床大师刘渡舟医案解析】

刘某，女，28岁，农民。正值经行之际，因家庭琐事而与丈夫争吵，遂胸胁满闷，时欲太息，不顾行经而赌气下水劳动，以致发生每次行经之际，先寒后热，寒多热少，有如疟状。兼见脘腹胀满，倦怠乏力，不欲饮食，强食则嗳腐吞酸，经色赤黑而暗。观其舌苔厚腻，切其六脉濡滑。

本书作者解析：患者每次行经之际、先寒后热、寒多热少、有如疟状考虑为少阳病，舌苔厚腻、脉濡滑、脘腹胀满、倦怠乏力、不欲饮食考虑为痰湿内蕴，综合辨证为少阳病夹痰湿。

治疗上以小柴胡汤和解少阳，平胃散燥湿化痰，焦三仙消食导滞，故刘老疏方：柴胡16g，黄芩8g，半夏14g，党参10g，苍术12g，厚朴10g，陈皮10g，焦三仙30g，炙甘草4g，生姜10g，大枣5枚，水煎服。

结果：患者于每月行经之时服3剂，2月而瘥。

四、太阳阳明合病

1. 大青龙汤

【病机】	六经
表证：风寒、表实	"太阳病"
里证：实热	"阳明病"

【药证】

表证：风寒、表实	麻黄、桂枝、杏仁、炙甘草、生姜、大枣
里证：实热	生石膏

【症状】

表证：风寒、表实	恶寒发热，身疼痛，或身不疼但重，无汗，脉浮紧
里证：实热	烦躁（口干或不干，舌红，脉滑）

【组成】麻黄去节，六两（12g）桂枝去皮，二两（6g）甘草炙，二两（6g）杏仁去皮尖，四十枚（6g）石膏如鸡子大，碎（12g）生姜切，三两（9g）大枣十二枚，擘（3g）

【用法】上七味，以水九升，先煮麻黄，减二升，去上沫，内诸药，煮取三升，去滓，温服一升。取微似汗，汗出多者，温粉扑之。一服汗者，停后服，若复服，汗多亡阳，遂虚，恶风烦躁，不得眠也。

胡希恕

【临床大师胡希恕医案解析】

刘某，女，32岁，1965年3月15日初诊。5年来身目浮肿，时常低热，经检查诊为慢性肾盂肾炎、胆道感染。近症：面目四肢皆肿，小便频而量少色黄，大便时干，干则浮肿甚。低热时则恶寒、腹胀、右胁痛、头晕心烦。尿常规检查：蛋白（++），脓球（++），红细胞（++），上皮细胞（+）。脉浮微数。

本书作者解析：患者低热恶寒、面目四肢皆肿、脉浮考虑为风寒在表之太阳病，小便频而量少色黄、大便时干、腹胀、右胁痛、头晕心烦、脉微数考虑为里实热之阳明病，综合辨证为太阳阳明合病。

胡老选用大青龙汤解表清里热，又加一味苍术利湿，疏方：麻黄18g，桂枝10g，生姜10g，大枣4枚，杏仁6g，炙甘草6g，生石膏45g，苍术12g。

结果：上药服30余剂，头晕心烦减，面目浮肿减，午后仍低热，下肢浮肿仍明显，继加减服用，或间服柴胡桂枝干姜汤合当归芍药散，1965年11月7日复诊，右胁痛减，腹胀、头晕、心烦已，下肢浮肿轻微，体温正常，尿常规检查：蛋白（−），脓球（−），白细胞0～1/HP，红细胞1～3/HP，上皮细胞（+）。

2. 九味羌活汤

【病机】	六经
表证：风寒湿、表实	"太阳病"
里证：实热	"阳明病"

【药证】	
表证：风寒湿、表实	羌活、防风、苍术、细辛、白芷、川芎、炙甘草
里证：实热	生地、黄芩

【症状】	
表证：风寒湿、表实	恶寒发热，肌表无汗，头痛项强，肢体酸楚疼痛，脉浮
里证：实热	口苦微渴，舌苔白或微黄，（口干，脉滑）

【组成】羌活一两半（9g） 防风一两半（9g） 苍术一两半（9g） 细辛五分（3g） 川芎一两（6g） 香白芷一两（6g） 生地黄一两（6g） 黄芩一两（6g） 甘草一两（6g）

【用法】上九味㕮咀，水煎服。若急汗，热服，以羹粥投之；若缓汗，温服，而不用汤投之。（现代用法：水煎温服）

歌　诀　九味羌活防风苍，辛芷芎草芩地黄。

3. 大羌活汤

【病机】　　　　　　　　　六经

表证：风寒湿、表实　　　　　"太阳病"

里证：实热　　　　　　　　　"阳明病"

【药证】

表证：风寒湿、表实　　　　　羌活、独活、防风、防己、苍术、白术、

　　　　　　　　　　　　　　细辛、川芎、甘草

里证：实热　　　　　　　　　黄连、黄芩、知母、地黄

【症状】

表证：风寒湿、表实　　　　　头痛身重，发热恶寒，脉浮

里证：实热　　　　　　　　　口干烦满而渴，苔白腻（或黄腻、薄黄），

　　　　　　　　　　　　　　脉数

　　【组成】防风、羌活、独活、防己、黄芩、黄连、苍术、甘草炙、白术、细辛各

三钱（9g）　知母、川芎、地黄各一两（30g）

　　【用法】上㕮咀，每服半两（15g），水二盏，煎至一盏半，去滓，得清药一大

盏，热饮之；不解，再服三四盏解之亦可，病愈则止。若有余证，并依仲景随经法

治之。

---

4. 银翘散

【病机】　　　　　　　　　六经

表证：风寒、表实　　　　　　"太阳病"

里证：实热　　　　　　　　　"阳明病"

【药证】

表证：风寒、表实　　　　　　荆芥、淡豆豉、甘草

里证：实热　　　　　　　　　银花、连翘、薄荷、牛蒡子、桔梗、芦根、

　　　　　　　　　　　　　　竹叶

【症状】

表证：风寒、表实	发热，微恶风寒，无汗或有汗不畅，头痛，脉浮
里证：实热	口渴，咳嗽，咽痛，舌尖红，苔薄白或薄黄，脉数

【组成】连翘一两（30g）银花一两（30g）苦桔梗六钱（18g）薄荷六钱（18g）竹叶四钱（12g）生甘草五钱（15g）芥穗四钱（12g）淡豆豉五钱（15g）牛蒡子六钱（18g）

【用法】上杵为散。每服六钱（18g），鲜苇根汤煎，香气大出，即取服，勿过煎。肺药取轻清，过煎则味厚入中焦矣。病重者，约二时一服，日三服，夜一服；轻者，三时一服，日二服，夜一服；病不解者，作再服。（现代用法：作汤剂，水煎服，用量按原方比例酌减）

歌　诀　银翘散主上焦疴，竹叶荆牛豉薄荷，
甘桔芦根凉解法，清疏风热煮无过。

5. 麻杏石甘汤

【病机】　　　　　　*六经*

表证：风寒、表实	"太阳病"
里证：实热	"阳明病"

【药证】

表证：风寒、表实	麻黄、杏仁、炙甘草
里证：实热	生石膏

【症状】

表证：风寒、表实	恶寒发热，头痛身疼，脉浮
里证：实热	身热不解，咳逆气急，甚则鼻翕，口渴，有汗或无汗，苔薄白或黄，脉数

【组成】麻黄去节，四两（9g）杏仁去皮尖，五十个（9g）甘草炙，二两（6g）石膏碎绵裹，半斤（18g）

【用法】上四味，以水七升，煮麻黄，减二升，去上沫，内诸药，煮取二升，去滓。温服一升。（现代用法：水煎温服）

【临床大师胡希恕医案解析】

胡希恕

陈某，男，24岁，1965年3月25日初诊。自昨日恶寒身疼，咳喘咽干，自服复方阿司匹林2片后，汗出不恶寒，但仍身疼、咳喘、吐白痰、口干思饮，舌苔白，舌尖红，脉滑数。

本书作者解析：患者外感后出现恶寒身疼等表证，服用药物后恶寒解除，但仍身疼，说明表证仍未解，同时又出现了咳喘、吐白痰、口干思饮、舌苔白、舌尖红、脉滑数等阳明里热证，综合辨证为太阳阳明合病。

因患者以"咳喘、吐白痰"为主，故胡老选用麻杏石甘汤解表清里热，加一味半夏化痰止咳，疏方：麻黄18g，杏仁10g，炙甘草10g，生石膏45g，半夏12g。

结果：上药服2剂，汗出，喘减。继以桑杏汤加减，服6剂诸症已。

6. 越婢汤

【病机】	六经
表证：风水、表实	"太阳病"
里证：实热	"阳明病"

【药证】	
表证：风水、表实	麻黄、炙甘草、生姜、大枣
里证：实热	生石膏

【症状】	
表证：风水、表实	恶风，一身悉肿，脉浮，（身疼痛）
里证：实热	口干渴或不渴，自汗出，（脉滑）

【组成】麻黄六两（18g）石膏半斤（24g）生姜三两（9g）甘草二两（6g）大枣十五枚（5枚）

【用法】上五味，以水六升，先煮麻黄，去上沫，内诸药，煮取三升，分温三服。

胡希恕

【临床大师胡希恕医案解析】

佟某，男，63 岁，1965 年 7 月 6 日初诊。因慢性肾炎住某医院，治疗 3 个月效果不佳，尿蛋白波动在（＋）～（+++），无奈要求服中药治疗。近症：四肢及颜面皆肿，皮肤灰黑，腹大脐平，纳差，小便量少，汗出不恶寒，舌苔白腻，脉沉细。

本书作者解析：患者四肢及颜面皆肿、皮肤灰黑、腹大脐平、小便量少、脉沉细考虑为风水在表之太阳病，汗出不恶寒、纳差、舌苔白腻考虑为里实热之阳明病，综合辨证为太阳阳明合病。

胡老选用越婢汤，疏方：麻黄 12g，生姜 10g，大枣 4 枚，炙甘草 6g，生石膏 45g。

结果：上药服 1 剂，小便即增多，喜进饮食，继服 20 余剂，浮肿、腹水消，尿蛋白（－），病愈出院。

7. 升麻葛根汤

【病机】	六经
表证：风寒、表虚	"太阳病"
里证：实热	"阳明病"
【药证】	
表证：风寒、表虚	葛根、芍药、甘草
里证：实热	升麻
【症状】	
表证：风寒、表虚	麻疹初期，疹发不出，身热头痛，脉浮
里证：实热	咳嗽，目赤流泪，口渴，舌红，苔薄而干，脉数

【组成】升麻、芍药、甘草炙，各十两（300g）葛根十五两（450g）

【用法】上为粗末，每服三钱（9g），用水一盏半，煎取一中盏，去滓，稍热服，不拘时候，一日二三次。以病气去，身清凉为度。（现代用法：作汤剂，水煎服，用量按原方比例酌减）

歌　诀　阎氏升麻葛根汤，芍药甘草合成方。

【临床大师刘渡舟医案解析】

刘渡舟

钟某，女，39岁。1993年11月3日初诊。患者于半年前因病服用复方新诺明发生过敏，周身皮肤发红，瘙痒不已。西医诊为大疱性表皮松懈萎缩型药疹。多方医治罔效，患者特别痛苦，经他人协助，从四川辗转来京请刘老诊治。现全身皮肤通红，灼热，瘙痒难夺耐，表皮片片脱落，每日可盈一掬，面色缘缘正赤，目赤羞明，不愿睁视，口干鼻燥，咽痛，月经半年未行，小便色黄，大便质软，一日两行，舌绛，苔白厚腻，脉滑。

本书作者解析：患者全身皮肤通红、灼热、瘙痒难耐、表皮片片脱落考虑为表热证即太阳病，面色缘缘正赤、目赤羞明、不愿睁视、口干鼻燥、咽痛、小便色黄、舌绛、苔白厚腻、脉滑考虑为里热之阳明病。

刘老选用升麻葛根汤，故疏方：升麻10g，葛根16g，赤芍18g，炙甘草8g。

结果：药服5剂，面赤、身痒减轻，患者信心倍增。由于近日感冒，微发热恶寒，为太阳表邪之象，阳郁在表，"以其不得小汗出"则更助其身之痒，乃用"桂枝麻黄各半汤"。为疏：麻黄3g，桂枝10g，杏仁10g，白芍10g，生姜10g，炙甘草6g，大枣10枚，3剂。服药后微微汗出，已不恶寒，食眠均佳。昨日月经来潮，经量、经色正常，此表邪已解，续用升麻葛根汤，以清阳明热毒。经治月余，患者皮肤颜色渐褪为淡红色，已不脱屑，诸症遂安，欣然返乡。

8. 竹叶柳蒡汤

【病机】　　　　　　　　　　六经

表证：风寒、表虚　　　　　　　"太阳病"

里证：实热、津虚　　　　　　　"阳明病"

【药证】

表证：风寒、表虚　　　　　　　荆芥、葛根、甘草

| 里证：实热 | 西河柳、牛蒡子、竹叶、知母、薄荷、蝉蜕 |
| 津虚 | 元参、麦冬 |

【症状】

表证：风热、表虚	麻疹初期，疹发不出，身热头痛，脉浮
里证：实热	咳嗽，目赤流泪，舌红，脉数
津虚	口渴，苔薄而干

【组成】 西河柳五钱（15g） 荆芥穗一钱（3g） 干葛一钱五分（4.5g） 蝉蜕一钱（3g） 薄荷叶一钱（3g） 鼠黏子炒研，一钱五分（4.5g） 知母蜜炙，一钱（3g） 玄参二钱（6g） 甘草一钱（3g） 麦冬去心，三钱（9g） 竹叶三十片（3g）（甚者加石膏五钱、冬米一撮）

【用法】 水煎服。

9. 加减葳蕤汤

【病机】 六经

| 表证：风寒、表虚 | "太阳病" |
| 里证：实热 | "阳明病" |

【药证】

| 表证：风寒、表虚 | 葱白、炙甘草、大枣 |
| 里证：实热 | 葳蕤、白薇、淡豆豉、薄荷、桔梗 |

【症状】

| 表证：风寒、表虚 | 头痛身热，微恶风寒，无汗或有汗不多 |
| 里证：实热 | 咳嗽心烦，口渴，咽干，舌红脉数 |

【组成】 生葳蕤二钱至三钱（9g） 生葱白二枚至三枚（6g） 桔梗一钱至钱半（4.5g） 东白薇五分至一钱（3g） 淡豆豉三钱至四钱（12g） 苏薄荷一钱至钱半（4.5g） 炙草五分（1.5g） 红枣二枚

【用法】 水煎，分温再服。

歌 诀 加减葳蕤用白薇，豆豉生姜桔梗随，草枣薄荷八味共，滋阴发汗功可慰。

10. 葱白七味饮

【病机】	六经
表证：风寒、表虚	"太阳病"
里证：实热、血虚	"阳明病"

【药证】	
表证：风寒、表虚	葱白、生姜
里证：实热	葛根、淡豆豉
血虚	生地、麦冬

【症状】	
表证：风寒、表虚	头痛身热，微恶风寒，无汗（或有汗不多）
里证：实热	（咳嗽心烦，口渴，咽干，脉数）
血虚	（心悸失眠，唇甲色淡，舌淡苔少，脉细）

【组成】葱白连根切，一升（9g）干葛切，六合（9g）新豉绵裹，一合（6g）生姜切，二合（6g）生麦冬去心，六合（9g）干地黄六合（9g）劳水八升，以杓扬之一千过。

【用法】上药用劳水煎之三分减二，去渣，分三次温服，相去行八九里。如觉欲汗，渐渐覆之。

11. 厚朴七物汤

【病机】	六经
表证：风寒、表虚	"太阳病"
里证：实热	"阳明病"

【药证】	
表证：风寒、表虚	桂枝、生姜、甘草、大枣
里证：实热	大黄、枳实、厚朴

【症状】	
表证：风寒、表虚	（恶寒，头痛），发热，（汗出），脉浮

里证：实热	腹满，大便不通，脉数

【组成】厚朴半斤（24g）甘草三两（9g）大黄三两（9g）大枣十枚（4g）枳实 五枚

（12g）桂枝二两（6g）生姜五两（15g）

【用法】上七味，以水一斗，煮取四升，温服八合，日三服。

12. 白虎加桂枝汤

【病机】	六经
表证：风寒、表虚	"太阳病"
里证：实热	"阳明病"
【药证】	
表证：风寒、表虚	桂枝
里证：实热	石膏、知母、甘草、粳米
【症状】	
表证：风寒、表虚	身无寒但热（或恶寒发热），骨节疼烦，关节肿痛
里证：实热	壮热，气粗烦躁，关节肿痛，口渴，苔白，脉数

【组成】知母六两（18g）甘草二两，炙（6g）石膏一斤（50g）粳米二合（6g）桂枝

三两，去皮（5～9g）

【用法】为粗末，每服五钱，水一盏半，煎至八分，去滓温服，汗出愈。

刘渡舟

【临床大师刘渡舟医案解析】

张某，女，32岁。新产九天，不慎感邪，突然寒战，发热至39.8℃，上身烦热，汗出较多，下身反冰冷无汗，口中干渴，时时呼饮，饮后渴仍不解，伴有恶风、头痛等症。视之，面缘缘正赤，舌质红绛，舌苔薄黄，切其脉则浮大而充盈有力。

本书作者解析：患者口干渴欲饮、饮后渴仍不解、汗出、面缘缘正赤、舌质红绛、舌苔薄黄、脉大而充盈有力考虑为里实热之阳明病，恶风、发热、

头痛考虑为太阳表虚证，综合辨证为太阳阳明合病。

刘老选用白虎加桂枝汤解表清热，同时加用白薇、玉竹清热资津液，疏方：桂枝10g，生石膏30g，知母10g，玉竹10g，白薇10g，炙甘草10g，粳米15g。

结果：患者服2剂，微见汗出，上身热退，下肢由凉转温而愈。

13. 葛根黄芩黄连汤

【病机】	六经
表证：风寒、表虚	"太阳病"
里证：实热	"阳明病"

【药证】	
表证：风寒、表虚	葛根
里证：实热	黄芩、黄连、甘草

【症状】	
表证：风寒、表虚	身热，（微恶寒，身疼痛，脉浮）
里证：实热	下利，胸脘烦热，口干作渴，喘而汗出，舌红苔黄，脉数或促

【组成】葛根半斤（15g）甘草二两，炙（6g）黄芩三两（9g）黄连三两（9g）

【用法】上四味，以水八升，先煮葛根，减二升，内诸药，煮取二升，去滓，分温再服。（现代用法：水煎服）

胡希恕

【临床大师胡希恕医案解析】

彭某，女性，30岁，1965年8月26日初诊。前天中午吃葡萄，晚上又受凉，今早感无力，腿酸口渴，喝了四杯热茶，即觉身热恶寒。下午心烦汗出，腹痛腹泻3次，而来门诊，苔白腻，脉滑数寸浮。

本书作者解析：患者腹痛腹泻、苔白腻、脉滑数、心烦、汗出、口渴考虑为里实热之阳明病，身热恶寒、脉寸浮考虑为太阳表虚证，综合辨证为太阳阳明合病。

因患者以"腹痛下利"为主症，故胡老选用葛根芩连汤，疏方：葛根24g，黄芩 10g，黄连 6g，炙甘草 6g。

结果：上药服 1 剂后，腹痛腹泻减，3 剂后症已。

14. 新加香薷饮

【病机】　　　　　　　　　六经

表证：风寒、表实　　　　"太阳病"

里证：湿热　　　　　　　　"阳明病"

【药证】

表证：风寒、表实　　　　香薷

里证：湿热　　　　　　　　银花、连翘、鲜扁豆、厚朴

【症状】

表证：风寒、表实　　　　发热头痛，恶寒无汗，脉浮

里证：湿热　　　　　　　　口渴面赤，胸闷不舒，舌苔白腻，脉数

【组成】香薷二钱（6g）　银花三钱（9g）　鲜扁豆花三钱（9g）　厚朴二钱（6g）　连翘二钱（6g）

【用法】水五杯，煮取二杯，先服一杯，得汗，止后服，不汗再服，服尽不汗，更作服。

歌　诀　香薷散中扁豆朴，祛暑解表化湿阻，
　　　　　　易豆为花加银翘，新加香薷治阴暑。

15. 鸡苏散

【病机】　　　　　　　　　六经

表证：风寒、表实　　　　"太阳病"

里证：湿热　　　　　　　　"阳明病"

【药证】

表证：风寒、表实　　　　薄荷

| 里证：湿热 | 滑石、甘草 |

【症状】

| 表证：风寒、表实 | （发热），微恶风寒，头痛头胀，咳嗽不爽 |
| 里证：湿热 | （身热烦渴，小便不利，或泄泻，舌红，苔黄腻，脉滑数） |

【组成】滑石六两（180g）　甘草一两（30g）　薄荷（原书剂量未明）

【用法】为细末，每服三钱（9g），加蜜少许，温水调下，或无蜜亦可，每日三服。或欲冷饮者，新井泉调下亦得。（现代用法：为细末，每服9～18g，包煎，或温开水调下，日2～3服，亦常加入其他方药中煎服）

16. 清暑益气汤（《脾胃论》）

【病机】 六经

| 表证：风寒、表实 | "太阳病" |
| 里证：痰热、气虚、津液虚 | "阳明病" |

【药证】

表证：风寒、表实	葛根、升麻
里证：痰热	黄柏、苍术、泽泻、神曲、橘皮、青皮
气虚	黄芪、人参、白术、甘草
津液虚	当归、麦冬、五味子

【症状】

表证：风寒、表实	身热头痛，（微恶风寒）
里证：痰热	口渴自汗，小便短赤，胸满身重
气虚	四肢困倦，大便溏薄，不思饮食，（乏力，气短），苔腻，脉虚
津液虚	（口干渴）

【组成】黄芪汗少，减五分、苍术泔浸，去皮，以上各一钱五分（各4.5g）升麻一钱（3g）人参去芦、泽泻、炒曲、橘皮、白术以上各五分（各2g）麦冬去心、当归身、炙甘草以上各三分（各2g）青皮去白，二分半（1.5g）黄柏酒洗，去皮，二分或三分（2g）葛根二分

（1.5g）　五味子九枚（2g）

【用法】水煎服。

17. 定喘汤

【病机】	六经
表证：风寒、表实	"太阳病"
里证：痰热	"阳明病"

【药证】	
表证：风寒、表实	麻黄
里证：痰	白果、苏子、杏仁、半夏、款冬花、甘草
热	桑白皮、黄芩

【症状】	
表证：风寒、表实	微恶风寒，（无汗，身疼，发热）
里证：痰热	咳喘痰多气急，质稠色黄，舌苔黄腻，脉滑数

【组成】白果去壳，砸碎炒黄，二十一枚（9g）　麻黄三钱（9g）　苏子二钱（6g）　甘草一钱（3g）　款冬花三钱（9g）　杏仁去皮、尖，一钱五分（4.5g）　桑白皮蜜炙，三钱（9g）　黄芩微炒，一钱五分（6g）　法制半夏三钱（9g），如无，用甘草汤泡七次，去脐用

【用法】水三盅，煎二盅，作二服，每服一盅，不用姜，不拘时候，徐徐服。（现代用法：水煎服）

歌　诀　定喘白果与麻黄，苏子夏款杏草襄，
黄芩桑皮清肺热，风寒痰热哮喘尝。

18. 身痛逐瘀汤

【病机】	六经
表证：风湿	"太阳病"
里证：血瘀	"阳明病"

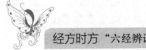

【药证】

表证：风湿	秦艽、羌活
里证：血瘀	川芎、桃仁、红花、没药、当归、五灵脂、地龙、牛膝、香附

【症状】

表证：风湿	肩痛，臂痛，腰痛，腿痛，或周身疼痛经久不愈
里证：血瘀	疼痛日久，（舌质暗，或舌有瘀斑、瘀点，脉涩）

【组成】秦艽一钱（3g）川芎二钱（6g）桃仁、红花各三钱（各9g）甘草二钱（6g）羌活一钱（3g）没药二钱（6g）当归三钱（9g）五灵脂炒，二钱（6g）香附一钱（3g）牛膝三钱（9g）地龙去土，二钱（6g）

【用法】水煎服。

歌　诀　身痛逐瘀膝地龙，香附羌秦草归芎，
黄芪苍柏量加减，要紧五灵桃没红。

19.菊花茶调散

【病机】　六经

表证：风寒、表实	"太阳病"
里证：实热	"阳明病"

【药证】

表证：风寒、表实	荆芥、防风、川芎、细辛、白芷、羌活、甘草
里证：实热	菊花、薄荷、僵蚕、蝉蜕

【症状】

表证：风寒、表实	偏正头痛，或巅顶作痛，头晕目眩，鼻塞，或恶风发热，（无汗），舌苔薄白，脉浮

| 里证：实热 | （口干，渴或不渴，脉数） |

【组成】菊花、川芎、荆芥穗、羌活、甘草、白芷各二两（各60g）细辛洗净，一两（30g）防风一两半（45g）蝉蜕、僵蚕、薄荷各五钱（各15g）

【用法】上为末。每服二钱（6g），食后清茶调下。

20. 大秦艽汤

【病机】 六经

表证：风寒、表实 "太阳病"

里证：实热、血虚 "阳明病"

【药证】

表证：风寒、表实 秦艽、羌活、独活、防风、细辛、白芷

里证：实热 生地、石膏、黄芩

　　　血虚 熟地、当归、白芍、川芎、白术、茯苓、甘草

【症状】

表证：风寒、表实 口眼喝斜，舌强不能言语，手足不能运动，或恶寒发热，（无汗，苔白，脉浮）

里证：实热 （口干，渴或不渴，舌苔黄，脉数）

　　　血虚 （乏力，气短，心悸失眠）

【组成】秦艽三两（90g）甘草二两（60g）川芎二两（60g）当归二两（60g）白芍药二两（60g）细辛半两（15g）川羌活、防风、黄芩各一两（各30g）石膏二两（60g）吴白芷一两（30g）白术一两（30g）生地黄一两（30g）熟地黄一两（30g）白茯苓一两（30g）川独活二两（60g）

【用法】上十六味，锉。每服一两（30g），水煎，去滓，温服。（现代用法：上药用量按比例酌减，水煎，温服，不拘时候）

歌　诀 大秦艽汤羌独防，辛芷芎芍二地当，
　　　　　　苓术石膏黄芩草，风邪初中经络康。

【临床大师刘渡舟医案解析】

刘渡舟

柴某，女，28岁。1993年3月10日初诊。因产后起居不慎，感受风寒，初起双手指尖胀痛，继之则双手指甲向上下折裂，致使疼痛加剧。并见小腹发凉，大便溏泻。一医虑其产后多虚，纯用温补之方，服至10余剂而不效。患者形体丰满，面色尚润，视其舌质淡，苔白腻，切其脉弦。

本书作者解析：患者因产后起居不慎，感受风寒，初起双手指尖胀痛，继之则双手指甲向上下折裂，致使疼痛加剧考虑为外感风寒之太阳病；患者形体丰满、面色尚润、脉弦、苔白腻，考虑里热之阳明病；小腹发凉、大便溏泻考虑为里血虚及血瘀。

故刘老选用解表清里养血之大秦艽汤，并合用红花、丹参、鸡血藤、忍冬藤、当归、川芎以活血通经，疏方：当归15g，白芍15g，生地15g，川芎10g，茯苓10g，白术10g，炙甘草3g，秦艽10g，防风6g，白芷6g，羌活3g，独活3g，红花3g，丹参12g，生石膏12g，鸡血藤15g，忍冬藤15g，7剂。

结果：服药后手指胀痛大减，而又添腹痛、大便溏薄等肠胃不和之症，上方停用，改用补中益气汤加味。黄芪14g，党参12g，炙甘草10g，白术10g，当归10g，葛根15g，升麻12g，炮姜8g，黄连6g，生姜3g，大枣7枚。服5剂泄泻停止，腹中不痛。继续用大秦艽汤加减调治，又服10余剂，手指痛止，新生指甲红润而光泽，病愈。

21. 大活络丹

【病机】   六经

表证：风寒、表实   "太阳病"

里证：实热、痰湿、血瘀、气滞、气虚 "太阴病"

【药证】

表证：风寒、表实   麻黄、贯众、羌活、藿香、细辛、防风、葛根

里证：实热	黄连、大黄、黄芩、犀角
痰湿	草乌、炙甘草、肉桂、天南星、白豆蔻、黑附子、豹骨、天麻、茯苓
血瘀	白花蛇、乌梢蛇、威灵仙、两头尖、全蝎、赤芍、没药、乳香、僵蚕、血竭、地龙、麝香、牛黄、松脂、冰片
气滞	乌药、木香、沉香、丁香、青皮、安息香、香附
气虚	人参、白术、首乌、龟板、熟地黄、骨碎补、玄参、当归

【症状】

表证：风寒、表实	（肢体活动不利或疼痛，或恶寒发热，无汗，苔白，脉浮）
里证：实热	（口干渴欲饮水，大便干）
痰湿	（腰腿沉重，苔白）
血瘀	（肢体筋脉疼痛，麻木拘挛，关节屈伸不利，疼痛游走不定，舌淡紫，脉涩）
气滞	（肢体关节胀痛，或串痛）
气虚	（纳少，乏力，胃脘胀满不适）

【组成】白花蛇、乌梢蛇、威灵仙、两头尖俱酒浸、草乌、天麻煨、全蝎去毒、首乌黑豆水浸、龟板炙、麻黄、贯众、炙草、羌活、官桂、藿香、乌药、黄连、熟地、大黄蒸、木香、沉香各二两（各60g）细辛、赤芍、没药去油，另研、丁香、乳香去油，另研、僵蚕、天南星姜制、青皮、骨碎补、白蔻、安息香酒熬、黑附子制、黄芩蒸、茯苓、香附酒浸，焙、玄参、白术各一两（各30g）防风二两半（75g）葛根、豹骨炙、当归各一两半（45g）血竭另研，七钱（21g）地龙炙、犀角（水牛角代）、麝香另研、松脂各五钱（15g）牛黄另研、片脑另研，各一钱五分（各4.5g）人参三两（90g）

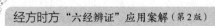

【用法】上共五十味，为末，蜜丸如桂圆核大，金箔为衣，每服一丸（5g），陈酒送下。

22. 消风散

【病机】　　　　　　　　　　六经

表证：风湿　　　　　　　　　"太阳病"

里证：湿热、（血虚）　　　　"阳明病"

【药证】

表证：风湿　　　　　　　　　荆芥、防风、牛蒡子、蝉蜕

里证：湿热　　　　　　　　　生石膏、知母、苍术、苦参、木通

　　　（血虚）　　　　　　　当归、生地、火麻仁、甘草

【症状】

表证：风湿　　　　　　　　　皮肤瘙痒，（鼻塞，或恶风发热，无汗，舌苔薄白），脉浮

里证：湿热　　　　　　　　　疹出色红，或遍身云片斑点，抓破后渗出津水，苔黄腻，脉数

　　　（血虚）　　　　　　　（乏力，心悸，眠差，口微干，舌淡）

【组成】当归、生地、防风、蝉蜕、知母、苦参、胡麻、荆芥、苍术、牛蒡子、石膏各一钱（各6g）甘草、木通各五分（各3g）

【用法】水二盅，煎至八分，食远服。（现代用法：水煎服）

歌　诀　　消风散中有荆防，蝉蜕胡麻苦参苍，
　　　　　　　知膏蒡通归地草，风疹湿疹服之康。

刘渡舟

【临床大师刘渡舟医案解析】

亚某，女，65岁。1993年9月19日就诊。患者得一奇病，于颈下衬衣第一粒钮扣处（即天突穴）生一瘾疹，约钱币大，其色浅黄，边缘不清，时隐时现，奇痒无比，搔破则有津水渗出。

遇冷则减，遇热加剧。每年发作数次，多方医治罔效。大便干结，舌红绛而裂，脉弦。

本书作者解析：患者天突穴生一瘾疹、其色浅黄、边缘不清、时隐时现、奇痒无比、搔破则有津水渗出，考虑为表有风湿之太阳病，大便干结、舌红绛而裂、脉弦考虑为里实热之阳明病，综合辨证为太阳阳明合病。

刘老选用外解风湿、内清里热之消风散，合连翘、黄芩、大黄以清热通便。疏方：荆芥10g，防风10g，连翘10g，苦参10g，黄芩10g，当归12g，生地10g，苍术10g，生石膏12g，牛蒡子6g，薄荷3g，羌独活各4g，白芍10g，蝉衣3g，木通10g，炒胡麻10g，大黄（后下）6g，知母6g。医嘱：忌食辛辣油腻。

结果：服药5剂，大便通利，则疹消痒止而病愈。

23. 当归拈痛汤

【病机】	六经
表证：风寒、表实	"太阳病"
里证：湿热、气虚	"阳明病"

【药证】

表证：风寒、表实	羌活、防风、升麻、葛根
里证：湿热	苦参、黄芩、知母、茵陈、猪苓、泽泻、苍术
气虚	人参、白术、当归、甘草

【症状】

表证：风寒、表实	遍身肢节烦痛（恶寒发热，无汗，头痛）
里证：湿热	肩背沉重，或脚气肿痛，脚膝生疮，舌苔白腻微黄，脉弦数
气虚	（纳少，乏力）

【组成】 羌活半两（15g） 防风三钱（9g） 升麻一钱（3g） 葛根二钱（6g） 白术一钱（3g） 苍术三钱（9g） 当归身三钱（9g） 人参二钱（6g） 甘草五钱（15g） 苦参酒浸，二钱（6g） 黄芩炒，一钱（3g） 知母酒洗，三钱（9g） 茵陈酒炒，五钱（15g） 猪苓三钱（9g） 泽泻三钱（9g）

【用法】 上锉，如麻豆大。每服一两（30g），水二盏半，先以水拌湿，候少时，煎至一盏，去滓温服。待少时，美膳压之。（现代用法：水煎服）

歌 诀 当归拈痛猪苓泽，二术茵芩苦羌葛，
升麻防风知参草，湿重热轻兼风邪。

五、少阳阳明合病

1. 大柴胡汤

【病机】	六经
半表半里证：实热	"少阳病"
里证：实热	"阳明病"

【药证】	
半表半里证：实热	柴胡、黄芩、半夏、生姜、大枣
里证：实热	大黄、枳实、白芍

【症状】	
半表半里证：实热	往来寒热，胸胁苦满，（口干苦），呕不止，郁郁微烦，心下痞硬，脉弦数有力
里证：实热	心下满痛，大便不解或协热下利，舌苔黄

【组方】柴胡半斤（15g） 黄芩三两（9g） 芍药三两（9g） 半夏洗，半升（9g） 生姜切，五两（15g） 枳实炙，四枚（9g） 大枣擘，十二枚（4枚） 大黄二两（6g）

【用法】上八味，以水一斗二升，煮取六升，去滓，再煮，温服一升，日三服。

（现代用法：水煎2次，去滓，再煎，分2次温服）

歌　诀　大柴胡汤芩大黄，枳芍半夏枣生姜。

【临床大师胡希恕医案解析】

康某，男性，36岁，1964年4月29日初诊。3年前因食青辣椒而发哮喘，在东北久治不效而来京求治。冬夏皆作，始终未离氨茶碱。半年来多服补肺益肾之剂，证反有增无减。近日哮喘

胡希恕

133

发作，昼轻夜重，倚息不得卧，大汗淋漓。伴胸闷腹满，口干便秘，心悸眠差，苔薄白，脉沉缓。

本书作者解析：患者哮喘胸闷（相当于胸胁苦满）考虑为少阳病，口干、大汗淋漓、便秘腹满、心悸眠差考虑为里实热之阳明病，患者患病日久必有瘀血，且有昼轻夜重、脉沉缓考虑为瘀血内停，综合辨证为少阳阳明合病兼夹瘀血。

胡老选用大柴胡汤合桂枝茯苓丸加生石膏汤，疏方：柴胡 12g，黄芩 10g，生姜 10g，半夏 12g，枳实 10g，炙甘草 6g，白芍 10g，大枣 4 枚，大黄 6g，桂枝 10g，桃仁 10g，茯苓 10g，丹皮 10g，生石膏 45g。

结果：上药服 2 剂，诸症减轻。3 剂后大便通畅，哮喘未作，停用氨茶碱等。但因仍有口干，原方再服 3 剂遂愈。1966 年 9 月 25 日出差来京，告知两年来曾数次感冒咳嗽，但未发哮喘。

2. 蒿芩清胆汤

【病机】　　　　　　六经

半表半里证：实热　　　"少阳病"

里证：痰热、湿热（下焦）　"阳明病"

【药证】

半表半里证：实热　　　青蒿、黄芩

里证：痰热　　　　　竹茹、枳壳、半夏、陈皮

　　　湿热（下焦）　赤茯苓、碧玉散（滑石、甘草、青黛）

【症状】

半表半里证：实热　　　寒热如疟，寒轻热重，口苦，吐酸苦水，干呕呃逆，胸胁胀疼，左脉弦

里证：痰热　　　　　膈闷，呕黄涎而黏，舌红苔白腻，间现杂色，脉数而右滑

　　　湿热（下焦）　小便黄少

【组成】 青蒿脑钱半至二钱（4.5～6g）　淡竹茹三钱（9g）　仙半夏钱半（4.5g）　赤茯苓

三钱（9g） 青子芩钱半至三钱（4.5g～9g） 生枳壳钱半（4.5g） 陈广皮钱半（4.5g） 碧玉散

（滑石、甘草、青黛）包，三钱（9g）

【用法】原方未著用法。（现代用法：水煎服）

歌　诀　蒿芩清胆碧玉需，陈夏茯苓枳竹茹。

3.柴胡达原饮

【病机】	六经
半表半里证：实热	"少阳病"
里证：湿热	"阳明病"
【药证】	
半表半里证：实热	柴胡、黄芩
里证：湿热	草果、槟榔、枳壳、厚朴、青皮、甘草、桔梗、荷叶梗
【症状】	
半表半里证：实热	（口苦），间日发疟，（或寒热如疟，寒轻热重），脉弦而滑
里证：湿热	胸膈痞满，心烦懊恼，头眩口腻，咳痰不爽，舌苔厚如积粉，扪之糙涩

【组成】柴胡钱半（5g） 生枳壳钱半（5g） 川朴钱半（5g） 青皮钱半（5g） 炙草七分

（2g） 黄芩钱半（5g） 苦桔梗一钱（3g） 草果六分（2g） 槟榔二钱（6g） 荷叶梗五寸（6g）

【用法】水煎服。

【临床大师刘渡舟医案解析】

　　秦某，男，32岁。因尿血住某医院，经西医治疗，尿血已愈，欲将出院，忽然发热，体温在39.6～40℃。西医检查：心肺

刘渡舟　（－），肝脾不大，肥达氏反应（－），未查出疟原虫。二便自调，经注射各种抗生素，高热仍持续不退，急邀先生出诊。患者头痛身疼，发热而汗自出，又时发寒战，其状如疟，口中干渴欲饮。视其舌苔白黄厚腻，切

其脉弦细而数。发热每于日晡时分为高。

本书作者解析：患者时有发热汗出恶寒、头痛身疼、状如疟、脉弦辨证为少阳病，舌苔白黄厚腻、脉细数、口干渴欲饮、发热每于日晡时高辨证为里湿热之阳明病，综合辨证为少阳阳明合病，故用柴胡、黄芩取小柴胡汤之意和解少阳之热，同时用草果、苍术、知母、生石膏取达原饮之意以清热利湿。

刘老疏方：柴胡 12g，黄芩 9g，生石膏 30g，知母 10g，苍术 10g，草果 3g。

结果：服 1 剂即热退，再剂则诸症皆愈。

4. 加味逍遥散

【病机】	六经
半表半里证：气滞、血虚、气虚	"少阳病"
里证：实热	"阳明病"

【药证】

半表半里证：气滞	柴胡、薄荷
血虚	当归、芍药
气虚	茯苓、白术、甘草、烧生姜
里证：实热	丹皮、栀子

【症状】

半表半里证：气滞	烦躁易怒，头痛目涩，月经不调，少腹胀痛，（两胁作痛，目眩，口燥咽干，乳房胀痛，脉弦）
血虚	（心悸，失眠）
气虚	神疲食少，（胃脘胀满，大便时干时稀）
里证：实热	潮热晡热，自汗盗汗，颊赤口干。

【组成】当归、芍药、茯苓、白术炒、柴胡各一钱（各 6g）牡丹皮、山栀炒、甘草

炙，各五分（各3g）

【用法】水煎服。

刘渡舟

【临床大师刘渡舟医案解析】

陈某，女，32岁。因母病愁思不解，郁而生病。症见：心烦，头晕，失眠，胸胁苦满，午后低烧，欲手足贴近砖墙凉而始爽，饮食无味，口苦，时时太息，经期前后不定，量少，色紫，夹有血块，曾服芩连四物汤等寒凉之药无效。其人面容消瘦，面颊色赤，舌红而少苔，脉弦。

本书作者解析：患者脉弦、胸胁苦满、饮食无味、口苦、时时太息考虑为气机郁滞化热所致的少阳病，心烦、失眠、头晕、午后低烧、欲手足贴近砖墙凉而始爽、面颊色赤考虑为里实热之阳明病，经期前后不定、量少色紫、夹有血块、面容消瘦考虑为里血虚及血瘀。

故刘老选用加味逍遥散加鳖甲、牡蛎、香附、郁金：柴胡12g，白芍12g，当归12g，茯苓9g，白术9g，炙甘草9g，丹皮6g，黑栀子3g，煨姜2g，薄荷2g，香附5g，郁金5g，鳖甲9g，牡蛎9g。

结果：服药后，一夜酣睡，心胸豁然，渐能饮食，但觉神疲乏力，心悸不安，脉来缓而软，改投归脾汤间服逍遥丸，调治数日，午后之热全退，体力渐增，又以参苓白术散3剂善后，病愈。

5.普济消毒饮

【病机】 六经

半表半里证：实热 "少阳病"

里证：实热 "阳明病"

【药证】

半表半里证：实热 柴胡、黄芩、薄荷

里证：实热 黄连、黄芩、牛蒡子、连翘、板蓝根、僵蚕、陈皮、升麻、玄参、桔梗、马勃

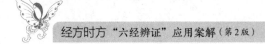
【症状】

| 半表半里证：实热 | 恶寒发热，头面红肿痛，目不能开，咽喉不利，（口苦，脉弦） |

里证：实热　　　　　　　　舌燥口渴，舌红苔白兼黄，脉浮数有力

【组成】黄芩酒炒、黄连酒炒，各五钱（各15g）陈皮去白、甘草生用、玄参、柴胡、桔梗各二钱（各6g）连翘、板蓝根、马勃、牛蒡子、薄荷各一钱（各3g）僵蚕、升麻各七分（各2g）

【用法】上药为末，汤调，时时服之，或蜜拌为丸，噙化。（现代用法：水煎服）

歌　诀　普济消毒芩连鼠，玄参桔甘蓝根侣，
　　　　　　升柴马勃连翘陈，薄荷僵蚕为末咀。

6. 龙胆泻肝汤

【病机】　　　　　　　　　　六经
半表半里证：实热　　　　　"少阳病"
里证：湿热　　　　　　　　"阳明病"

【药证】

半表半里证：实热　　　　　柴胡、黄芩、龙胆草
里证：湿热　　　　　　　　栀子、泽泻、木通、车前子、当归、生地、生甘草

【症状】

| 半表半里证：实热 | 头痛目赤，胁痛，口苦，耳聋，耳肿，舌红苔黄，脉弦数有力 |

里证：湿热　　　　　阴肿，阴痒，筋痿，阴汗，小便淋浊，或妇女带下黄臭等，舌红苔黄腻，脉弦数有力

【组成】龙胆草酒炒（6g）黄芩炒（9g）栀子酒炒（9g）泽泻（12g）木通（6g）当归酒炒（3g）生地黄酒炒（9g）柴胡（6g）生甘草（6g）车前子（9g）（原书无用量）

【用法】水煎服，亦可制成丸剂，每服 6～9g，日 2 次，温开水送下。

歌　诀　龙胆泻肝栀芩柴，生地车前泽泻偕，
　　　　　　木通甘草当归合，肝经湿热力能排。

刘渡舟

【临床大师刘渡舟医案解析】

陈某，男，23 岁，平谷县人。1994 年 1 月 12 日初诊。自诉经常口舌糜烂，久久不愈，口中干苦，咽部不利。近日出现目赤疼痛，视物不清，前阴黏膜溃破，瘙痒疼痛，小便色黄，大便偏干，西医诊断为白塞氏综合征。视其舌苔色白而厚腻，舌边及颊部黏膜有溃疡炎症。脉来弦滑。

本书作者解析：患者脉弦滑、目赤疼痛、视物不清、口中干苦、咽部不利考虑为半表半里实热之少阳病，而舌苔白而厚腻、舌边及颊部黏膜有溃疡炎症、前阴黏膜溃破、瘙痒疼痛、小便色黄、大便偏干考虑为里有湿热之阳明病，综合辨证为少阳阳明合病。

刘老选用龙胆泻肝汤加减，疏方：龙胆草 10g，炒栀子 10g，黄芩 10g，柴胡 16g，木通 10g，泽泻 12g，车前子 10g，生地 6g，生甘草 4g，菊花 10g，蒺藜 10g，当归 12g，赤芍 12g，大黄 1g，青黛 10g。

结果：服药 7 剂，口苦舌糜大为减轻，但仍有视物模糊、眼眦赤黑、身倦少力、舌上腻苔不下等症，再予龙胆泻肝汤，并配服赤小豆当归散。赤小豆（浸令芽出曝干）60g，当归 60g，共研细末，每服 8g，早晚各 1 次。服药 2 周，诸恙皆瘥，随访半年，未再复发。

7. 柴胡陷胸汤

【病机】	六经
半表半里证：实热	"少阳病"
里证：痰热	"阳明病"

【药证】	
半表半里证：实热	柴胡、黄芩

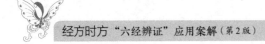

| 里证：痰热 | 瓜蒌仁、黄连、桔梗、枳实、生姜、半夏 |

【症状】

| 半表半里证：实热 | 寒热往来，胸胁痞满，按之疼痛，口苦且黏，目眩 |
| 里证：痰热 | 咳嗽痰稠，呕恶不食，苔黄腻，脉弦滑数 |

【组成】 柴胡一钱（3g） 姜半夏三钱（9g） 小川连八分（2.5g） 苦桔梗一钱（3g） 黄芩钱半（4.5g） 瓜蒌仁杵，五钱（15g） 小枳实钱半（4.5g） 生姜汁四滴，分冲

【用法】 水煎服。

刘渡舟

【临床大师刘渡舟医案解析】

杨某，男，25岁。因救火，吸入亚硝酸盐类气体中毒，住某医院特护病房抢救。中医所见，胸满憋气，心中疼痛，口苦不欲食，时时泛恶欲吐，大便已五六日未行。舌苔黄白而厚，脉来弦滑。

本书作者解析：患者胸满憋气、口苦不欲食、时时泛恶欲吐、脉弦考虑为少阳病，舌苔黄白而厚、脉滑、心中疼痛、大便五六日未行考虑为痰热内蕴之阳明病，综合辨证为少阳阳明合病。

故刘老用小柴胡汤和解少阳，小陷胸汤清热化痰，枳实理气宽胸，除满通便，疏方：柴胡12g，黄芩10g，半夏10g，黄连10g，糖瓜蒌50g，炙甘草6g，生姜6g，枳实6g。

结果：服药后，大便得下，排出黏液物较多，随之心胸顿觉爽快，口苦大减，呕吐得止。在中西医配合治疗下，此人终于转危为安。

六、三阳合病

1. 陶氏柴葛解肌汤

【病机】　　　　　　　　六经

表证：风寒、表实　　　　"太阳病"

半表半里证：实热　　　　"少阳病"

里证：实热　　　　　　　"阳明病"

【药证】

表证：风寒、表实　　　　葛根、羌活、白芷、芍药、甘草

半表半里证：实热　　　　柴胡、黄芩

里证：实热　　　　　　　石膏、桔梗

【症状】

表证：风寒、表实　　　　微恶寒，发热，无汗头痛，脉浮

半表半里证：实热　　　　目疼鼻干，咽干耳聋，眼眶痛，（口苦，脉
　　　　　　　　　　　　弦，两胁胀满、恶心呕吐，纳差，脉弦）

里证：实热　　　　　　　心烦不眠，脉洪，（口干渴，脉滑）

【组成】柴胡（6g）　干葛（9g）　甘草（3g）　黄芩（6g）　羌活（3g）　白芷（3g）　芍药（6g）　桔梗（3g）（原书未著用量）

【用法】水二盅，加生姜三片，大枣二枚，槌法加石膏末一钱（3g），煎之热服。（现代用法：加生姜3片，大枣2枚，石膏12g，水煎温服）

歌　诀　柴葛解肌白芷羌，芩膏桔甘芍枣姜。

2. 程氏柴葛解肌汤

【病机】	六经
表证：风寒、表实	"太阳病"
半表半里证：实热	"少阳病"
里证：实热	"阳明病"
【药证】	
表证：风寒、表实	葛根、赤芍、甘草
半表半里证：实热	柴胡、黄芩
里证：实热	知母、生地、丹皮、贝母
【症状】	
表证：风寒、表实	微恶寒，发热，无汗头痛，脉浮
半表半里证：实热	（口苦，咽干痛，脉弦，两胁胀满，恶心呕吐，纳差）
里证：实热	口渴，脉数，（口干，脉滑）

【组成】柴胡一钱二分（6g） 葛根一钱五分（6g） 黄芩一钱五分（6g） 赤芍一钱（6g） 甘草五分（3g） 知母一钱（5g） 生地二钱（9g） 丹皮一钱五分（3g） 贝母一钱（6g）

【用法】水煎服。

七、太阴病

（一）里证：虚寒

1. 桂枝加桂汤

【病机】	六经
里证：虚寒	"太阴病"
【药证】	
里证：虚寒	桂枝、白芍、炙甘草、生姜、大枣
【症状】	
里证：虚寒	奔豚，气从少腹上冲心胸，起卧不安，有发作性者（口淡不渴，舌淡苔薄白，脉沉细），（表证可有可无）

【组成】桂枝去皮，五两（15g） 芍药三两（9g） 生姜切，三两（9g） 甘草炙，二两（6g） 大枣擘，十二枚（3枚）

【用法】上五味，以水七升，煮取三升，去滓，温服一升。

【临床大师胡希恕医案解析】

张某，女，1965年12月13日初诊。因练气功不得法，出现气从脐下上冲至胸已半年多，伴见心慌、汗出、失眠，舌苔白润，脉缓。

胡希恕

本书作者解析：患者脉缓、苔白润、气从脐下上冲至胸、心慌、汗出、失眠，考虑为里虚寒之太阴病。

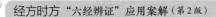
胡老选用桂枝加桂汤，疏方：桂枝 15g，白芍 10g，生姜 10g，大枣 4 枚，炙甘草 6g。

结果：上药服 3 剂，气上冲已，但有时脐下跳动。上方加茯苓 12 克，服 3 剂，脐下跳动已，睡眠仍差。继服酸枣仁汤加减善后。

2. 桂枝加芍药汤

【病机】	六经
里证：虚寒	"太阴病"

【药证】	
里证：虚寒	桂枝、白芍、炙甘草、生姜、大枣

【症状】	
里证：虚寒	腹拘急而满痛，（口淡不渴，舌淡苔薄白，脉沉细）

【组成】桂枝去皮，三两（9g） 芍药六两（18g） 甘草炙，二两（6g） 大枣擘，十二枚（3枚） 生姜切，三两（9g）

【用法】上五味，以水七升，煮取三升，去滓，温分三服。

【临床大师刘渡舟医案解析】

刘渡舟

王某，男，46 岁。大便下利达 1 年之久，先后用多种抗生素，收效不大。每日腹泻 3～6 次，呈水样便，并夹有少量脓血，伴有里急后重，腹部有压痛，以左下腹为甚，畏寒，发热（37.5℃左右），舌红，苔白，脉沉弦。粪便镜检有红、白细胞及少量吞噬细胞。西医诊为慢性菌痢。

本书作者解析：患者腹泻、腹痛、舌红、苔白、脉沉弦考虑里虚寒之太阴病，畏寒、发热考虑为太阳病，综合辨证为太阳太阴合病，前面在小建中汤证医案中已经讲过，很多方剂因为有多重性完全可以归于不同类别，此时何为重？何为轻？何为主？何为次？何为本？何为标？都是需要我们仔细权衡的。比如桂枝加芍药汤，里面包含有桂枝汤的成分，而桂枝汤既可以归为太阳病，又可以归为太阴病，即"外证得之，为解肌和营卫；内证得之，为化气和阴阳。"因此，桂枝加芍药汤以里虚寒证为主，可以有表证，也可以没有表证，如小建中汤、当归建中汤、黄芪建中汤、桂枝加桂、桂枝加芍药汤、苓桂术甘汤、五苓散等方剂，临床上要注意。

故刘老选用桂枝加芍药汤，疏方：桂枝 10g，白芍 30g，炙甘草 10g，生姜 10g，大枣 12 枚。

结果：服汤 2 剂，下利次数显著减少，腹中颇觉轻松。3 剂后则大便基本成形，少腹之里急消失，服至 4 剂则诸症霍然而瘳。

3. 济川煎

【病机】	六经
里证：阳虚（虚寒）、津液虚、气滞、水饮内停	"太阴病"

【药证】	
里证：阳虚（虚寒）	肉苁蓉、牛膝
津液虚	当归
气滞	枳壳、升麻
水饮内停	泽泻

【症状】	
里证：阳虚（虚寒）	腰膝酸软，头目眩晕，舌淡苔白，脉沉迟
津液虚	大便秘结
气滞	（脘腹胀满）
水饮内停	小便清长

【组成】当归三至五钱（9～15g） 牛膝二钱（6g） 肉苁蓉酒洗，去咸，二至三钱（6～9g） 泽泻一钱半（4.5g） 升麻五分至七分或一钱（1.5～3g） 枳壳一钱（3g）

【用法】水一盏半，煎七分，食前服。（现代用法：作汤剂，水煎服）

歌　诀　济川归膝肉苁蓉，泽泻升麻枳壳从。

4. 理中丸

【病机】	六经
里证：虚寒	"太阴病"

【药证】	
里证：虚寒	干姜、人参、白术、甘草

【症状】	
里证：虚寒	脘腹绵绵作痛，喜温喜按，呕吐，大便稀溏，脘痞食少，畏寒肢冷，口不渴，舌淡苔白润，脉沉细或沉迟无力；便血、吐血、衄血或崩漏等，血色暗淡，质清稀；（胸痹；或病后多涎唾；或小儿慢惊）

【组成】人参、干姜、甘草炙、白术各三两（各90g）

【用法】上四味，捣筛，蜜和为丸，如鸡子黄许大（9g）。以沸汤数合，和一丸，研碎，温服之，日三四服，夜二服。腹中未热，益至三四丸，然不及汤。汤法：以四物依两数切，用水八升，煮取三升，去滓，温服一升，日三服。服汤后，如食顷，饮热粥一升许，微自温，勿发揭衣被。（现代用法：上药共研细末，炼蜜为丸，重9g，每次1丸，温开水送服，每日2～3次。或作汤剂，水煎服，用量按原方比例酌减）

歌　诀　理中汤方用人参，甘草干姜白术上。

【临床大师胡希恕医案解析】

胡希恕

李某，男性，58岁，1965年4月6日初诊。受凉后腹泻已3个月，每日3～4行，便有完谷不化，胃腹胀满，食后益甚，时有嗳气头昏，苔白润，脉细缓。

本书作者解析：患者受凉后腹泻、便有完谷不化、胃腹胀满、时有嗳气头昏、苔白润、脉细缓考虑为里虚寒之太阴病。

故胡老选用理中汤温中散寒，并加用扁豆、陈皮理气消胀，疏方：党参

10g，炙甘草 6g，炮姜 6g，苍术 10g，炒扁豆 10g，陈皮 15g。

结果：上药服 6 剂，腹泻基本已止，腹胀亦明显减轻，继服 6 剂症已。

5. 附子理中丸

【病机】	六经
里证：虚寒	"太阴病"

【药证】	
里证：虚寒	附子、干姜、人参、白术、甘草

【症状】	
里证：虚寒	脘腹疼痛，下利清谷，恶心呕吐，畏寒肢冷，或霍乱吐利转筋等，（口不渴，舌淡苔白润，脉沉细或沉迟无力）

【组成】附子炮，去皮、脐、人参去芦、干姜炮、甘草炙、白术各三两（各90g）

【用法】上为细末，炼蜜为丸，每两作十丸。每服一丸（6g），以水一盏，化开，煎至七分，稍热服之，空心食前。

6. 小建中汤

【病机】	六经
里证：虚寒	"太阴病"

【药证】	
里证：虚寒	桂枝、芍药、甘草、大枣、生姜、饴糖

【症状】	
里证：虚寒	腹中拘急疼痛，喜温喜按，神疲乏力，虚怯少气；或心中悸动，虚烦不宁，面色无华；或伴四肢酸楚，手足烦热，咽干口燥，舌淡苔白，脉细弦

【组成】桂枝去皮，三两（9g）　甘草炙，二两（6g）大枣擘，十二枚（6枚）　芍药六两（18g）　生姜切，三两（9g）　胶饴一升（30g）

【用法】上六味，以水七升，煮取三升，去滓，内饴，更上微火消解。温服一升，日三服。（现代用法：水煎取汁，兑入饴糖，文火加热溶化，分两次温服）

歌　诀　小建中汤君饴糖，方含桂枝加芍汤。

【临床大师刘渡舟医案解析】

刘渡舟

刘某，男，46岁，1965年11月30日初诊。10多年来胃脘疼痛，近来加重，在当地中西医治疗无效，中药多是温中理气、活血祛瘀之品。西药治疗无效，动员其做手术，因惧怕手术而来京治疗。近症：胃脘刺痛，饥饿时明显，背脊发热，午后手心发热，有时烧心，心悸，头晕，身冷畏寒，汗出恶风，口中和不思饮，大便微溏，舌苔白，舌尖红，脉细弦。X线钡剂造影检查：十二指肠球部溃疡，溃疡面积0.4cm×0.4cm。

本书作者解析：患者胃脘刺痛、时烧心、心悸、头晕、身冷畏寒、口中和不思饮、大便微溏、舌苔白、舌尖红、脉细弦考虑为里虚寒之太阴病，而患者之汗出恶风、背脊发热、午后手心发热考虑为里虚寒导致的表不和，治疗上只要把里虚寒解决了，表证自然就解除了。而且小建中汤中本身就含有桂枝汤的意思，小建中汤证是以里虚寒证为主，可以有表证，也可以没有表证，就像当归建中汤、黄芪建中汤、桂枝加桂汤、桂枝加芍药汤、苓桂术甘汤、五苓散等方剂，临床上要注意。

胡老选用小建中汤，疏方：桂枝10g，白芍18g，生姜10g，大枣4枚，炙甘草6g，饴糖45g（分冲）。

结果：1965年12月3日二诊。疼减，手足心热亦减，仍有时胃脘刺痛，背脊发热，大便日1行。上方加炒五灵脂6g，元胡粉（分冲）2g。

1965年12月9日三诊。胃脘疼已不明显，唯食后心下堵满，四肢发凉，夜寐欠安。将返东北原籍，改服茯苓饮，茯苓15g，党参10g，枳壳10g，苍术10g，生姜10g，陈皮30g，半夏12g，带方回家调理。

7. 黄芪建中汤

【病机】	六经
里证：虚寒	"太阴病"

【药证】	
里证：虚寒	黄芪、桂枝、芍药、甘草、大枣、生姜、饴糖

【症状】	
里证：虚寒	里急腹痛，喜温喜按，形体羸瘦，面色无华，心悸气短，自汗盗汗，（舌淡苔白，脉细弦）

【组成】桂枝去皮，三两（9g） 甘草炙，二两（6g） 大枣擘，十二枚（6枚） 芍药六两（18g） 生姜切，三两（9g） 胶饴一升（30g） 黄芪一两半（5g）

【用法】煎服法同小建中汤，即上七味，以水七升，煮取三升，去滓，内饴，更上微火消解。温服一升，日三服。（现代用法：水煎取汁，兑入饴糖，文火加热溶化，分两次温服）

胡希恕

【临床大师胡希恕医案解析】

蔡某，男，48岁，1964年11月23日初诊。半月来高热腹痛，在保定市曾服中药10余剂不效，来京求治。症见：自汗盗汗甚，腹痛剧甚，胃脘亦痛，午后高热40℃，舌苔白微腻，脉沉弦紧。

本书作者解析：患者腹痛、胃脘亦痛、苔白微腻、脉沉弦紧考虑为里虚寒之太阴病，而患者自汗盗汗、高热考虑为里虚寒所致的虚热上扰。

故胡老选用附子粳米汤合小半夏加茯苓汤：川附子10g，粳米15g，炙甘草6g，大枣3枚，半夏12g，生姜10g，茯苓10g。

结果：上药服3剂，于11月26日二诊，腹痛减，胃痛、高热如故，仍汗出多，且恶风明显，脉数而虚。

本书作者解析：患者腹痛减、仍胃痛考虑为里虚寒之证略缓解，而汗出

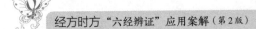

多、恶风明显、高热、脉数而虚考虑为表不解之太阳表虚证，综合辨证为太阳太阴合病。

因患者以腹痛、胃痛为主，故胡老选用黄芪建中汤，疏方：生黄芪 10g，桂枝 18g，白芍 10g，生姜 10g，大枣 3 枚，饴糖（分冲）30g。

结果：服 3 剂，热渐退，汗出已减。继服 3 剂，热平身凉，但晚上仍腹痛肠鸣，再予 11 月 23 日方调之。12 月 5 日告之，腹痛已。

8. 当归建中汤

【病机】	六经
里证：虚寒	"太阴病"
【药证】	
里证：虚寒	当归、桂枝、芍药、甘草、大枣、生姜、饴糖
【症状】	
里证：虚寒	（产后虚赢不足），腹中绞痛不已，吸吸少气，或小腹拘急，痛引腰背，不能饮食，（舌淡苔白，脉细弦）

【组成】当归四两（12g）　桂心三两（9g）　甘草炙，二两（6g）　芍药六两（18g）　生姜三两（9g）　大枣擘，十二枚（6枚）

【用法】上六味㕮咀，以水一斗，煮取三升，分为三服，一日令尽。若大虚，加饴糖六两（30g）作汤成，内之于火上暖，令饴糖消。

【临床大师胡希恕医案解析】

胡希恕

刘某，男，44 岁，1964 年 9 月 9 日初诊。1962 年胃穿孔做切除术后，大便溏泄迄今未已，常有肠鸣腹痛，腰痛，两足拘急，头晕乏力，心悸短气，汗出如流，曾多次发生昏倒（西医诊断为贫血），舌苔光，脉沉细。

本书作者解析：患者大便溏泄、肠鸣腹痛、腰痛、两足拘急、头晕乏力、心悸短气、汗出如流、舌苔光、脉沉细考虑为里虚寒之太阴病。

胡老选用当归建中汤温中散寒，胡老认为血虚之证多有水湿，故加用苍术、泽泻利水湿，疏方：当归 12g，白芍 18g，桂枝 18g，炙甘草 6g，生姜 10g，大枣 4 枚，苍术 10g，泽泻 12g，饴糖（分冲）45g。

结果：上药服 3 剂，诸症减，唯心悸气短尚明显，增桂枝为 12g，加生龙牡各 15g，继服，诸症渐渐好转。在上方基础上辨证加减药味治疗，至 11 月 30 日复诊，除脘腹微胀外，余无所苦。

9. 大建中汤

【病机】	六经
里证：虚寒	"太阴病"

【药证】	
里证：虚寒	蜀椒、干姜、人参、饴糖

【症状】	
里证：虚寒	（中阳衰弱，阴寒内盛之脘腹剧痛），腹痛连及胸脘，痛势剧烈，其痛上下走窜无定处，或腹部时见块状物上下攻撑作痛，呕吐剧烈，不能饮食，手足厥冷，舌质淡，苔白滑，脉沉伏而迟

【组成】蜀椒去汗，二合（6g） 干姜四两（12g） 人参二两（6g）

【用法】上三味，以水四升，煮取二升，去滓，内胶饴一升（30g），微火煮取一升半，分温再服，如一炊顷，可饮粥二升，后更服，当一日食糜，温覆之。

歌　诀　大建中汤用干姜，人参蜀椒加饴糖。

胡希恕

【临床大师胡希恕医案解析】

李某，男性，32 岁，1965 年 3 月 16 日初诊。两年来常胃腹窜痛，胃脘喜温喜按，但痛甚时不能按，痛作时恶心，不能食，稍吃生冷胃亦痛，常畏寒，苔薄白，脉沉细弦。

本书作者解析：患者胃腹窜痛、喜温喜按、痛作时恶心不能食、稍吃生冷胃亦痛、常畏寒、苔薄白、脉沉细弦考虑为里虚寒之太阴病。

故胡老选用大建中汤温里散寒，并加一味细辛加强散寒之功，疏方：川椒12g，干姜15g，党参10g，饴糖45g，细辛6g。

结果：上药服3剂，腹痛发作次数大减，连续两天大便中下蛔虫，共5条，继服3剂诸症已。

10. 吴茱萸汤

【病机】	六经
里证：虚寒	"太阴病"

【药证】	
里证：虚寒	吴茱萸、人参、生姜、大枣

【症状】	
里证：虚寒	食后泛泛欲呕，或呕吐酸水，或干呕，或吐清涎冷沫，胸满脘痛，颠顶头痛，畏寒肢凉，甚则伴手足逆冷，大便泄泻，烦躁不宁，舌淡苔白滑，脉沉弦或迟

【组成】吴茱萸洗，一升（9g） 人参三两（9g） 生姜切，六两（18g） 大枣擘，十二枚（4枚）

【用法】上四味，以水七升，煮取二升，去滓。温服七合，日三服。（现代用法：水煎服）

歌　诀 "吴姜大人"。

胡希恕

【临床大师胡希恕医案解析】

李某，女，43岁，东北锦州人。头痛呕吐已六七年，近两年来视物模糊，到处求医，诊断为青光眼，而服中西药罔效。近1个月左眼失明，专程来京求治，自感有物覆于眼上，常头痛如裂，伴呕吐、口干不欲饮，苔薄白，脉弦细。

本书作者解析：患者视物模糊考虑为上热证，头痛如裂、伴呕吐、口干不欲饮、苔薄白、脉弦细考虑为里虚寒夹有寒饮上冲之下寒证，故综合辨证为上热下寒之厥阴病。

故胡老选用柴胡桂枝干姜汤清上温下，并合吴茱萸汤温里寒散寒饮，当归芍药散养血利水，疏方：吴茱萸 10g，党参 10g，干姜 6g，大枣 4 枚，柴胡 12g，黄芩 10g，桂枝 10g，花粉 12g，当归 10g，白芍 10g，川芎 10g，泽泻 18g，生龙骨 15g，生牡蛎 15g，茯苓 12g，苍术 10g，炙甘草 6g。

结果：上方服 3 剂，诸症即见好转，连服 21 剂，视物渐清，治疗 2 个月未易一药，左眼视物清晰，头痛等症也消失。

11. 四逆汤

【病机】	六经
里证：虚寒	"太阴病"
【药证】	
里证：虚寒	附子、干姜、甘草
【症状】	
里证：虚寒	四肢厥逆，恶寒蜷卧，神衰欲寐，面色苍白，腹痛下利，呕吐不渴，舌苔白滑，脉微细

【组成】甘草炙，二两（6g） 干姜一两半（6g） 附子一枚（15g），生用，去皮，破八片

【用法】上三味，以水三升，煮取一升二合，去滓，分温再服。强人可大附子一枚，干姜三两。（现代用法：水煎服）

【临床大师胡希恕医案解析】

孙某，男性，38 岁，1964 年 4 月 6 日初诊。1961 年患无黄疸型肝炎，以后肝功正常，但长期四肢冰冷，时有腹胀，右胁及胃脘疼。先找西医治疗无效，后求中医多方治疗，疗效也不明

胡希恕

显，审其方药多为疏肝理气之类。近来症状为：四肢逆冷，晚上常用热水袋焐脚，但半夜常因冷而醒。检查：肝大一指，质中硬，轻微压痛，心下有振水声。

本书作者解析：患者四肢逆冷、晚上常用热水袋焐脚但半夜常因冷而醒、腹胀饭后明显、时胃脘及胁痛、心下有振水声、舌淡苔白、脉沉细考虑为里虚寒甚之太阴病。

故胡老选用四逆汤，疏方：炙甘草10g，干姜8g，制附片15g。

结果：上药服3剂，四肢冷大减，已不用热水袋焐脚，仍腹胀，上方加枳壳、陈皮、党参随证加减，服3个月腹胀消。

12. 通脉四逆汤

【病机】	六经
里证：虚寒	"太阴病"

【药证】	
里证：虚寒	附子、干姜、甘草

【症状】	
里证：虚寒	下利清谷，里寒外热，手足厥逆，脉微欲绝，身反不恶寒，其人面色赤，或腹痛，或干呕，或咽痛，或利止，脉不出者

【组成】甘草炙，二两（6g）附子大者一枚（20g），生用，去皮，破八片　干姜三两，强人可四两（9～12g）

【用法】上三味，以水三升，煮取一升二合，去滓，分温再服，其脉即出者愈。若"吐已下断，汗出而厥，四肢拘急不解，脉微欲绝者"，加猪胆汁半合（5ml），名"通脉四逆加猪胆汁汤""分温再服，其脉即来。无猪胆，以羊胆代之。"

13. 四逆加人参汤

【病机】	六经
里证：虚寒	"太阴病"

【药证】

里证：虚寒 　　　　　　　　　附子、干姜、甘草、人参

【症状】

里证：虚寒 　　　　　　　　　四肢厥逆，恶寒蜷卧，脉微而复自下利，
　　　　　　　　　　　　　　　利虽止而余症仍在，（神衰欲寐，面色苍
　　　　　　　　　　　　　　　白，腹痛，呕吐不渴，舌苔白滑，脉微细）

【组成】甘草炙，二两（6g）　附子一枚（15g），生用，去皮，破八片　干姜一两半（9g）
人参一两（6g）

【用法】上四味，以水三升，煮取一升二合，去滓，分温再服。

14. 白通汤

【病机】 　　　　　　　　　　六经

里证：虚寒 　　　　　　　　　"太阴病"

【药证】

里证：虚寒 　　　　　　　　　附子、干姜、葱白

【症状】

里证：虚寒 　　　　　　　　　手足厥逆，下利，脉微，面赤，（神衰欲
　　　　　　　　　　　　　　　寐，面色苍白，腹痛，呕吐不渴，舌苔
　　　　　　　　　　　　　　　白滑）

【组成】葱白四茎　干姜一两（6g）　附子一枚（15g），生用，去皮，破八片

【用法】上三味，以水三升，煮取一升，去滓，分温再服。若"利不止，厥逆无
脉，干呕，烦者"，加猪胆汁一合（5ml），人尿五合（25ml），名"白通加猪胆汁汤"。

15. 参附汤

【病机】 　　　　　　　　　　六经

里证：虚寒 　　　　　　　　　"太阴病"

【药证】

里证：虚寒 　　　　　　　　　人参、附子

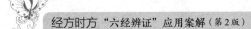

【症状】

里证：虚寒　　　　　　　　四肢厥逆，冷汗淋漓，呼吸微弱，脉微
　　　　　　　　　　　　　欲绝

【组成】人参四钱（12g）附子炮，去皮，三钱（9g）

【用法】用水煎服，阳气脱陷者，倍用之。

16. 回阳救急汤（《伤寒六书》）

【病机】　　　　　　　　　六经

里证：虚寒　　　　　　　　"太阴病"

【药证】

里证：虚寒　　　　　　　　附子、干姜、人参、甘草、白术、肉桂、
　　　　　　　　　　　　　陈皮、五味子、茯苓、半夏、生姜、麝香

【症状】

里证：虚寒　　　　　　　　四肢厥冷，神衰欲寐，恶寒蜷卧，吐泻腹
　　　　　　　　　　　　　痛，口不渴，甚则身寒战栗，或指甲口唇
　　　　　　　　　　　　　青紫，或吐涎沫，舌淡苔白，脉沉微，甚
　　　　　　　　　　　　　或无脉

【组成】熟附子（9g）干姜（6g）人参（6g）甘草炙（6g）白术炒（9g）肉桂
（3g）陈皮（6g）五味子（3g）茯苓（9g）半夏制（9g）

【用法】水二盅，姜三片，煎之，临服入麝香三厘（0.1g）调服。中病以手足温
和即止，不得多服。（现代用法：水煎服，麝香冲服）

17. 回阳救急汤（《重订通俗伤寒论》）

【病机】　　　　　　　　　六经

里证：虚寒　　　　　　　　"太阴病"

【药证】

里证：虚寒　　　　　　　　附子、干姜、人参、甘草、白术、肉桂、
　　　　　　　　　　　　　陈皮、五味子、半夏、麝香、麦冬

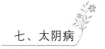

【症状】

里证：虚寒 　　　　下利脉微，甚则利不止，肢厥无脉，干呕心烦，（舌淡苔白，脉沉微，甚或无脉）

【组成】黑附块三钱（9g）　紫瑶桂五分（1.5g）　别直参二钱（6g）　原麦冬（9g）　三钱，辰砂染　川姜二钱（6g）　姜半夏一钱（3g）　湖广术钱半（5g）　北五味三分（1g）　炒广皮八分（3g）　清炙草八分（3g）　真麝香三厘（0.1g），冲

【用法】原书中未写用法。（现代用法：水煎服）

18. 当归四逆汤

【病机】　　　　　六经

里证：虚寒 　　　　"太阴病"

【药证】

里证：虚寒 　　　　当归、桂枝、芍药、细辛、甘草、通草、大枣

【症状】

里证：虚寒 　　　　手足厥寒，或腰、股、腿、足、肩臂疼痛，口不渴，舌淡苔白，脉沉细或细而欲绝

【组成】当归三两（12g）　桂枝去皮，三两（9g）　芍药三两（9g）　细辛三两（3g）甘草炙，二两（6g）　通草二两（6g）　大枣擘，二十五枚（8枚）

【用法】上七味，以水八升，煮取三升，去滓。温服一升，日三服。（现代用法：水煎服）

歌　诀　　当归四逆桂芍枣，细辛甘草与通草。

胡希恕

【临床大师胡希恕医案解析】

郝某，女性，30岁，华北无线电厂工人，1965年12月6日初诊。四肢关节疼10余年，遇冷即发，近三四年来发作较频，常有头晕、四肢逆冷，天气刚冷手足即出现冻疮，口中和不思

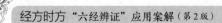

饮，苔白润，舌质暗红，脉沉细。

本书作者解析：患者四肢关节疼、遇冷即发、四肢逆冷、天冷即出现冻疮、头晕、口中和不思饮、苔白润、舌质暗红、脉沉细考虑为里虚寒之太阴病，因患者以"四逆"为主证，故选用当归四逆汤。

胡老疏方：当归 10g，桂枝 10g，白芍 10g，细辛 10g，炙甘草 6g，通草 6g，大枣 5 枚。

结果：上药服 3 剂，四肢觉温，继服 20 余剂四肢冷及关节疼消除。

19. 当归四逆加吴茱萸生姜汤

【病机】	六经
里证：虚寒	"太阴病"

【药证】

里证：虚寒	当归、桂枝、芍药、细辛、甘草、通草、大枣、吴茱萸、生姜

【症状】

里证：虚寒	手足厥冷，兼寒邪在胃，呕吐腹痛，（或腰、股、腿、足、肩臂疼痛，口不渴，舌淡苔白，脉沉细或细而欲绝）

【组成】当归三两（12g） 芍药三两（9g） 甘草炙，二两（6g） 通草二两（6g） 桂枝去皮，三两（9g） 细辛三两（3g） 生姜切，半斤（12g） 吴茱萸二升（9g） 大枣擘，二十五枚（8 枚）

【用法】上九味，以水六升，清酒六升和，煮取五升，去滓，温分五服。

【临床大师胡希恕医案解析】

李某，女性，36 岁，1966 年 5 月 6 日初诊。产后患左侧偏头痛，已 3 年未愈，时心下痛，左侧肢体酸胀，口干不思饮，有时恶心吐清水，苔白润，脉弦细。

胡希恕

本书作者解析：患者心下痛、左上下肢酸胀、口干不思饮、时有恶心吐清水、苔白润、脉弦细，考虑为里虚寒兼有水饮内停之太阴病，左侧偏头痛亦为寒饮上冲所致。

胡老选用当归四逆加吴茱萸生姜汤，疏方：当归 10g，桂枝 10g，芍药 10g，生姜 15g，炙甘草 6g，细辛 10g，通草 6g，大枣 6 枚，吴茱萸 10g。

结果：上药服 4 剂，头痛明显减轻，心下痛未作，左上下肢酸胀亦减，上方增吴茱萸为 12g，继服 7 剂，已自感无不适。

20. 阳和汤

【病机】	六经
里证：虚寒	"太阴病"

【药证】	
里证：虚寒	熟地、肉桂、白芥子、麻黄、鹿角胶、炮姜、生甘草

【症状】	
里证：虚寒	如贴骨疽、脱疽、流注、痰核、鹤膝风等，患处漫肿无头，皮色不变，酸痛无热，口中不渴，舌淡苔白，脉沉细或迟细

【组成】熟地黄一两（30g） 麻黄五分（2g） 鹿角胶三钱（9g） 白芥子炒研，二钱（6g） 肉桂去皮，研粉，一钱（3g） 生甘草一钱（3g） 炮姜炭五分（2g）

【用法】水煎服。

歌　诀　阳和熟地鹿角胶，姜炭肉桂麻芥草。

21. 保元汤

【病机】	六经
里证：阳虚、气虚	"太阴病"

【药证】	
里证：阳虚	肉桂

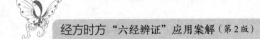

| 气虚 | 黄芪、人参、生姜、甘草 |

【症状】

| 里证：阳虚 | 少气畏寒 |
| 气虚 | 倦怠乏力，（不思饮食，面色萎白，语声低微，气短乏力，口不渴，舌淡苔白，脉虚弱） |

【组成】黄芪三钱（9g） 人参一钱（3g） 炙甘草一钱（3g） 肉桂五分（1.5g）（原书无用量，今据《景岳全书》补）

【用法】上加生姜一片，水煎，不拘时服。

22. 肾气丸

【病机】 六经

| 里证：虚寒、寒湿 | "太阴病" |

【药证】

| 里证：虚寒 | 桂枝、附子 |
| 寒湿 | 熟地、山萸肉、山药、泽泻、茯苓、丹皮 |

【症状】

| 里证：虚寒 | 腰痛脚软，身半以下常有冷感，少腹拘急，小便不利，或小便反多，入夜尤甚，阳痿早泄，舌淡而胖，脉虚弱，尺部沉细，以及痰饮、水肿、消渴、脚气、转胞等 |
| 寒湿 | （腰膝酸软，头晕目眩，耳鸣耳聋，遗精，牙齿动摇，足跟作痛，小便淋沥） |

【组成】干地黄八两（240g） 薯蓣（即山药）、山茱萸各四两（各120g） 泽泻、茯苓、牡丹皮各三两（各90g） 桂枝、附子炮，各一两（各30g）

【用法】上为细末，炼蜜和丸，如梧桐子大，酒下十五丸（6g），日再服。

胡希恕

【临床大师胡希恕医案解析】

王某，女性，75 岁，1966 年 2 月 22 日初诊。左半身不遂已半年，近 1 个月来尿频、遗尿、淋漓不尽，口干思饮，四肢逆冷，腰酸疼，苔白，脉沉细。

本书作者解析：患者尿频、遗尿、淋漓不尽、口干思饮、四肢逆冷、腰酸疼、苔白、脉沉细考虑为里虚寒之太阴病。

故胡老选用肾气丸，疏方：干地黄 24g，山萸肉 10g，山药 10g，茯苓 10g，丹皮 10g，泽泻 18g，桂枝 3g，制附片 3g。

结果：上药服 1 剂，诸症明显好转，继服 6 剂痊愈。

23. 加味肾气丸

【病机】	六经
里证：虚寒、寒湿	"太阴病"

【药证】

里证：虚寒	桂枝、附子
寒湿	熟地、山萸肉、山药、泽泻、茯苓、丹皮、牛膝、车前子

【症状】

里证：虚寒	腰痛脚软，小便不利，（身半以下常有冷感，少腹拘急，或小便反多，入夜尤甚，阳痿早泄，舌淡而胖，脉虚弱，尺部沉细，以及痰饮、水肿、消渴、脚气、转胞等）
寒湿	（腰膝酸软，头晕目眩，耳鸣耳聋，遗精，牙齿动摇，足跟作痛，小便淋沥）

【组成】 附子炮，二枚（15g）白茯苓去皮、泽泻、山茱萸取肉、山药炒、车前子酒蒸、牡丹皮去木，各一两（各30g）官桂不见火、川牛膝去芦，酒浸、熟地黄各半两（各15g）

【用法】 上为细末，炼蜜为丸，如梧桐子大，每服七十丸（9g），空心米饮送下。

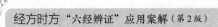

24. 十补丸

【病机】	六经
里证：虚寒、寒湿	"太阴病"

【药证】

里证：虚寒	桂枝、附子、鹿茸
寒湿	熟地、山萸肉、山药、泽泻、茯苓、丹皮、五味子

【症状】

里证：虚寒	面色黧黑，足冷足肿，腰脊疼痛，小便不利，（身半以下常有冷感，少腹拘急，或小便反多，入夜尤甚，阳痿早泄，舌淡而胖，脉虚弱，尺部沉细）
寒湿	耳鸣耳聋，肢体羸瘦，足膝软弱

【组成】附子炮，去皮、脐、五味子各二两（各60g）山茱萸取肉、山药锉，炒、牡丹皮去木（各60g）鹿茸去毛，酒蒸，一钱（3g）熟地黄洗，酒蒸，二两（60g）肉桂去皮，不见火，一钱（3g）白茯苓去皮、泽泻各一两（30g）

【用法】上为细末，炼蜜为丸，如梧桐子大，每服七十丸（9g），空心盐酒、盐汤送下。

25. 右归丸

【病机】	六经
里证：虚寒、寒湿	"太阴病"

【药证】

里证：虚寒	肉桂、附子、鹿角胶、菟丝子、杜仲
寒湿	熟地、山萸肉、山药、当归、枸杞子

【症状】

里证：虚寒	气衰神疲，畏寒肢冷，阳痿遗精，或阳衰

无子，或饮食减少，大便不实，或小便自
遗，舌淡苔白，脉沉而迟

寒湿 　　　　　　　腰膝软弱，（肢体羸瘦，足膝软弱）

【组成】熟地黄八两（240g）　山药炒，四两（120g）　山茱萸微炒，三两（90g）　枸杞
子微炒，三两（90g）　菟丝子制，四两（120g）　鹿角胶炒珠，四两（120g）　杜仲姜汁炒，四两
（120g）　肉桂二两（60g）　当归三两（90g）　制附子二两，渐可加至五六两（60～180g）

【用法】上先将熟地蒸烂杵膏，加炼蜜为丸，如梧桐子大。每服百余丸
（6～9g），食前用滚汤或淡盐汤送下；或丸如弹子大，每嚼服二三丸（6～9g），以
滚白汤送下。（现代用法：亦可水煎服，用量按原方比例酌减）

歌　诀　　右归丸中地附桂，山药茱萸菟丝归，
　　　　　　　杜仲鹿胶枸杞子，益火之源此方魁。

26. 右归饮

【病机】	六经
里证：虚寒、寒湿	"太阴病"

【药证】

里证：虚寒	肉桂、附子、杜仲、甘草
寒湿	熟地、山萸肉、山药、枸杞子

【症状】

里证：虚寒	气怯神疲，手足不温，阳痿遗精，大便溏薄，小便频多，舌淡苔薄，脉来虚细
寒湿	腹痛腰酸，（肢体羸瘦，足膝软弱）

【组成】熟地二三钱，或加至一二两（9～30g）　山药炒，二钱（6g）　枸杞子二钱（6g）
山茱萸一钱（3g）　甘草炙，一二钱（3g）　肉桂一二钱（3～6g）　杜仲姜制，二钱（9g）　制附
子一二三钱（6～9g）

【用法】上以水二盅，煎至七分，食远温服。

27. 地黄饮子

【病机】	六经

里证：虚寒、津液虚、痰湿 "太阴病"

【药证】

里证：虚寒	肉桂、附子、巴戟天、熟地、山茱萸、肉苁蓉
津液虚	石斛、麦冬、五味子
痰湿	茯苓、菖蒲、远志

【症状】

里证：虚寒	足冷面赤，脉沉细弱
津液虚	口干不欲饮
痰湿	舌强不能言，足废不能用，（舌苔白腻）

【组成】熟干地黄焙（12g）巴戟天去心、山茱萸炒、石斛去根、肉苁蓉酒浸，切焙、附子炮裂，去皮、脐、五味子炒、官桂去粗皮、白茯苓去黑皮、麦冬去心，焙、菖蒲、远志去心，各半两（各15g）

【用法】上为粗末，每服三钱匕（9～15g），水一盏，加生姜三片，大枣二枚，擘破，同煎七分，去滓，食前温服。（现代用法：加姜枣水煎服）

歌　诀　地黄饮子山茱斛，麦味菖蒲远志茯，
苁蓉桂附巴戟天，少入薄荷姜枣服。

刘渡舟

【临床大师刘渡舟医案解析】

　　姜某，男，20岁。1993年11月3日初诊。患者于1993年6月始，四肢末梢感觉异常，行走两腿无力，某医院诊断为急性感染性多发性神经根炎（格林-巴利症）。服用强的松、维生素等药物无效，病情逐渐加重。8月下旬做神经活检术，伤口愈合后病情继续恶化，以至完全不能行走，特请刘老诊治。患者被抬入诊室，神情沮丧，四肢无力，

可见上肢及大、小腿肌肉已萎缩，以物刺其手足指（趾）尖，毫无痛觉。腰膝酸软，有时遗尿，头晕，自汗出。舌红苔白，脉大无力。

本书作者解析：患者四肢无力、上肢及大小腿肌肉萎缩、以物刺其手足指（趾）尖毫无痛觉、自汗出考虑为太阳表虚证，腰膝酸软、遗尿、头晕、舌红苔白、脉大无力考虑为里虚寒之太阴病，综合辨证为太阳太阴合病。

因患者病情较重，刘老选用两个方子治疗，一是选用黄芪桂枝五物汤解表温里，同时加用地龙、桃仁、红花、当归活血通络，疏方：黄芪40g，桂枝15g，白芍15g，生姜15g，大枣12枚，地龙10g，桃仁10g，红花10g，当归15g。二是针对患者里虚寒之痿废证，单纯用黄芪桂枝五物汤不足以解决，但要是在黄芪桂枝五物汤的基础上加用一大堆温补寒湿之药，又恐影响方子整体疗效，故刘老创造性的选用第二个方子，即地黄饮子，疏方：熟地30g，肉桂4g，附子4g，肉苁蓉12g，党参12g，巴戟天12g，远志10g，山萸肉15g，石斛30g，茯苓20g，麦冬18g，炙甘草10g，五味子10g，薄荷2g，菖蒲20g，生姜3片，大枣5枚。以上两方交替服用，两方目标明确，方证对应，互不干扰，各司其职。

结果：服药30剂，患者渐觉双腿有力，乃停服"强的松"。又续服30剂，患者四肢能抬举，已能坐起和站立，末梢皮肤知觉逐渐恢复，双足背、趾尖有针刺感，小腿外侧肌肉拘紧，此瘀血内阻、经络不通之象。前方以补为主，行气活血为次，待营卫气血渐充，阴阳调和，皮肤知觉开始恢复，始感四末痛如针刺，肌肉拘急，此乃经络瘀阻之象也。在前治的条件下，能任通伐，故改用仙方活命饮和身痛逐瘀汤。仙方活命饮：双花10g，防风6g，白芷6g，陈皮10g，炙甘草6g，穿山甲10g，浙贝14g，花粉20g，当归20g，乳香6g，没药6g，赤芍15g，皂刺10g，川牛膝15g。身痛逐瘀汤方：桃仁10g，红花10g，羌活4g，没药6g，地龙6g，秦艽10g，炙甘草6g，牛膝10g，五灵脂10g，当归5g，川芎10g，香附12g。两方交替服用，服至3个月，下肢拘急、疼痛消失，架拐可10余步，后弃拐亦能行走二三步。嘱其加强肢体锻炼，并疏加味金刚丸（草薢、木瓜、牛膝、杜仲、肉苁蓉、菟丝子）、大补阴丸（龟板、生地、知母、黄柏、猪脊髓）等成药服用。经治半载，恢复了体力与肢体的运动功能。终使顽疾尽拔，现骑车、打球已如常人。

28. 七宝美髯丹

【病机】	六经
里证：虚寒、血虚	"太阴病"

【药证】

里证：虚寒	菟丝子、补骨脂、牛膝
血虚	赤白何首乌、赤白茯苓、当归、枸杞子

【症状】

里证：虚寒	齿牙动摇，腰膝酸软，梦遗滑精
血虚	须发早白，脱发，（舌淡，苔白，脉沉细无力）

【组成】赤、白何首乌各一斤（各500g），米泔水浸三四日，瓷片刮去皮，用淘净黑豆二升，以砂锅木甑，铺豆及首乌，重重铺盖，蒸之，豆熟取出，去豆晒干，换豆再蒸，如此九次，晒干，为末　赤、白茯苓各一斤（各500g），去皮，研末，以水淘去筋膜及浮者，取沉者捻块，以人乳十碗浸匀，晒干，研末　牛膝八两（250g），去苗，同何首乌第七次蒸之，至第九次止，晒干　当归八两（250g），酒浸，晒　枸杞子八两（250g），酒浸，晒　菟丝子八两（250g），酒浸生芽，研烂，晒　补骨脂四两（120g），以黑脂麻炒香

【组成】上为末，炼蜜为丸，如弹子大，共150丸，清晨温酒送下，午时姜汤送下，卧时盐汤送下。（现代用法：碾细，炼蜜丸，每丸重10g，早晚各服1丸，淡盐开水送服）

---

29. 真人养脏汤

【病机】	六经
里证：虚寒、血虚、脱证	"太阴病"

【药证】

里证：虚寒	肉桂、人参、白术
血虚	当归、白芍、木香、甘草
脱证	罂粟壳、肉豆蔻、诃子

【症状】

里证：虚寒	脐腹疼痛，喜温喜按，倦怠食少
血虚	舌淡苔白，脉迟细
脱证	泄痢无度，滑脱不禁，甚至脱肛坠下

【组成】人参、当归去芦、白术焙，各六钱（各18g） 肉豆蔻面裹，煨，半两（15g）
肉桂去粗皮、甘草炙，各八钱（各24g） 白芍药一两六钱（48g） 木香不见火，一两四钱（42g）
诃子去核，一两二钱（36g） 罂粟壳去蒂萼，蜜炙，三两六钱（108g）

【用法】上锉为粗末。每服二大钱（6g），水一盏半，煎至八分，去滓，食前温
服。忌酒、面、生、冷、鱼腥、油腻。（现代用法：共为粗末，每服6g，水煎去滓，
饭前温服；亦作汤剂，水煎去滓，饭前温服，用量按原方比例酌减）

歌　诀　真人养脏木香诃，当归肉蔻与粟壳，
　　　　　术芍参桂甘草共，脱肛久痢服之瘥。

30. 桃花汤

【病机】　　　　　　　六经
里证：虚寒、脱证　　　"太阴病"

【药证】

| 里证：虚寒 | 干姜、粳米 |
| 脱证 | 赤石脂 |

【症状】

| 里证：虚寒 | 腹痛喜温喜按，小便不利，舌淡苔白，脉迟弱或微细 |
| 脱证 | 下痢日久不愈，便脓血，色暗不鲜 |

【组成】赤石脂一斤（30g），一半全用，一半筛末　干姜一两（3g）　粳米一斤（30g）
【用法】上三味，以水七升，煮米令熟，去滓，温服七合，内赤石脂末方寸匕
（6g），日三服。若一服愈，余勿服。

31. 四神丸

【病机】	六经
里证：虚寒、脱证	"太阴病"

【药证】

里证：虚寒	补骨脂、吴茱萸
脱证	肉豆蔻、五味子

【症状】

里证：虚寒	腹痛喜温，腰酸肢冷，神疲乏力，舌淡，苔薄白，脉沉迟无力
脱证	五更泄泻，不思饮食，食不消化，或久泻不愈

【组成】肉豆蔻二两（60g）　补骨脂四两（120g）　五味子二两（60g）　吴茱萸浸炒，一两（30g）

【用法】上为末，用水一碗，煮生姜四两（120g），红枣五十枚，水干，取枣肉为丸，如桐子大。每服五七十丸（6～9g），空心食前服。（现代用法：以上5味，粉碎成细粉，过筛，混匀。另取生姜200g，捣碎，加水适量压榨取汁，与上述粉末泛丸，干燥即得。每服9g，每日1～2次，临睡用淡盐汤或温开水送服；亦作汤剂，加姜、枣水煎，临睡温服，用量按原方比例酌减）

歌　诀　四神骨脂肉豆蔻，五味吴萸姜枣肉。

32. 金锁固精丸

【病机】	六经
里证：虚寒、脱证	"太阴病"

【药证】

里证：虚寒	沙苑蒺藜、芡实
脱证	龙骨、牡蛎、莲须

【症状】

| 里证：虚寒 | 神疲乏力，腰痛耳鸣，舌淡苔白，脉细弱 |
| 脱证 | 遗精滑泄 |

【组成】沙苑蒺藜炒、芡实蒸、莲须各二两（各60g）龙骨酥炙、牡蛎盐水煮一日一夜，煅粉，各一两（各30g）

【用法】莲子粉糊为丸，盐汤下。（现代用法：共为细末，以莲子粉糊丸，每服9g，每日2～3次，空腹淡盐汤送下；亦作汤剂，用量按原方比例酌减，加莲子肉适量，水煎服）

歌　诀　金锁固精芡莲须，蒺藜龙骨与牡蛎。

33. 缩泉丸

【病机】　　　　　　六经

里证：虚寒、脱证　　"太阴病"

【药证】

| 里证：虚寒 | 乌药 |
| 脱证 | 益智仁 |

【症状】

| 里证：虚寒 | 小腹怕冷，舌淡，脉沉弱 |
| 脱证 | 小便频数，或遗尿 |

【组成】天台乌药细锉、益智子大者，去皮，炒，各等分

【用法】上为末，另用山药炒黄研末，打糊为丸，如梧桐子大，曝干。每服五十丸（6g），嚼茴香数十粒，盐汤或盐酒下。（现代用法：每日1～2次，每次6g，开水送下）

34. 苏合香丸

【病机】　　　　　　六经

里证：寒闭证　　　　"太阴病"

【药证】

里证：寒闭证　　　　　　　苏合香、麝香、冰片、安息香、木香、香
　　　　　　　　　　　　　　附、丁香、沉香、白檀香、乳香、荜茇、
　　　　　　　　　　　　　　水牛角、朱砂、白术、诃子

【症状】

里证：寒闭证　　　　　　　突然昏倒，牙关紧闭，不省人事，苔白，
　　　　　　　　　　　　　　脉迟

【组成】吃力伽（即白术）、光明砂研、麝香、诃梨勒皮、香附子中白、沉香重者、青木香、丁子香、安息香、白檀香、荜茇上者、犀角（水牛角代）各一两（各30g）熏陆香、苏合香、龙脑香各半两（各15g）

【用法】上为极细末，炼蜜为丸，如梧桐子大。腊月合之，藏于密器中，勿令泄气。每朝用四丸，取井花水于净器中研破服。老小每碎一丸服之，另取一丸如弹丸，蜡纸裹，绯袋盛，当心带之。冷水暖水，临时斟量。（现代用法：以上15味，除苏合香、麝香、冰片、水牛角浓缩粉代犀角外，朱砂水飞成极细粉；其余安息香等十味粉碎成细粉；将麝香、冰片、水牛角浓缩粉研细，与上述粉末配研、过筛、混匀。再将苏合香炖化，加适量炼蜜与水制成蜜丸，低温干燥；或加适量炼蜜制成大蜜丸。口服，每次1丸，小儿酌减，每日1～2次，温开水送服。昏迷不能口服者，可鼻饲给药）

---

35. 冠心苏合丸

【病机】　　　　　　　　　　六经

里证：寒闭证、气滞　　　　　"太阴病"

【药证】

里证：寒闭证　　　　　　　苏合香、冰片

　　　　气滞　　　　　　　　乳香、檀香、木香

【症状】

里证：寒闭证　　　　　　　（突然昏倒，不省人事，苔白，脉迟）

　　　　气滞　　　　　　　　胸闷，憋气，（胸痛）

【组成】苏合香 50g　冰片 105g　乳香制, 105g　檀香 210g　青木香 210g

【用法】以上 5 味，除苏合香、冰片外，其余三味粉碎成细粉，过筛；冰片研细，与上述粉末配研、过筛、混匀。另取炼蜜，适量微温后加入苏合香搅匀，再与上述粉末混匀，制成 1000 丸即得。嚼碎服，每次 1 丸，每日 1～3 次；或遵医嘱。

36. 延胡索汤

【病机】	六经
里证：虚寒、血瘀、气滞	"太阴病"

【药证】

里证：虚寒	肉桂、甘草
血瘀	当归、蒲黄、赤芍、姜黄、乳香、没药
气滞	延胡索、木香

【症状】

里证：虚寒	（恶寒，遇寒加重）
血瘀	心腹作痛，或连腰胁，或连背膂，上下攻刺，经候不调
气滞	（胸膈痞闷，脘腹胀痛，情志不畅）

【组成】当归去芦, 浸酒, 锉炒、延胡索炒, 去皮、蒲黄炒、赤芍药、官桂不见火, 各半两（各15g）片子姜黄洗、乳香、没药、木香不见火, 各三两（各90g）甘草炙, 二钱半（7.5g）

【用法】上药㕮咀，每服四钱（12g），水一盏半，生姜七片，煎至七分去滓，食前温服。

37. 厚朴温中汤

【病机】	六经
里证：虚寒、痰湿、气滞	"太阴病"

【药证】

里证：虚寒	干姜、草豆蔻
痰湿	茯苓、甘草

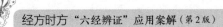

气滞	厚朴、陈皮、木香

【症状】

里证：虚寒	不思饮食，四肢倦怠，（纳少，胃脘畏寒喜暖）
痰湿	舌苔白腻，脉沉弦
气滞	脘腹胀满或疼痛

【组成】厚朴姜制、陈皮去白，各一两（各30g）甘草炙、茯苓去皮、草豆蔻仁、木香各五钱（各15g）干姜七分（2g）

【用法】合为粗散，每服五钱匕（15g），水二盏，生姜三片，煎至一盏，去滓温服，食前。忌一切冷物。（现代用法：按原方比例酌定用量，加姜三片，水煎服）

歌　诀　　厚朴温中陈草苓，干姜生姜木香停，
　　　　　　　煎服加蔻治腹痛，虚寒胀满用皆灵。

38. 良附丸

【病机】　　　　　　　　　六经

里证：虚寒、气滞	"太阴病"

【药证】

里证：虚寒	高良姜
气滞	香附

【症状】

里证：虚寒	胃脘疼痛，畏寒喜温，苔白脉弦
气滞	胸胁胀闷

【组成】高良姜酒洗七次，焙，研、香附子醋洗七次，焙，研，各等分（各9g）

【用法】上药各焙、各研、各贮，用时以米饮加生姜汁一匙，盐一撮为丸，服之立止。（现代用法：上为细末，作散剂或水丸，每日1～2次，每次6g，开水送下）

39. 天台乌药散

【病机】	六经
里证：虚寒、气滞	"太阴病"

【药证】

里证：虚寒	乌药、高良姜、小茴香、巴豆
气滞	木香、青皮、槟榔、川楝子

【症状】

里证：虚寒	少腹引控睾丸而痛，或少腹疼痛（畏寒喜温），苔白，脉弦
气滞	偏坠肿胀

【组成】天台乌药、木香、小茴香微炒、青皮汤浸，去白，焙、高良姜炒，各半两（各15g）槟榔锉，二个（9g）川楝子十个（12g）巴豆七十粒（12g）

【用法】上八味，先将巴豆微打破，同川楝子用麸炒黑，去巴豆及麸皮不用，合余药共研为末，和匀，每服一钱（3g），温酒送下。（现代用法：巴豆与川楝子同炒黑，去巴豆，水煎取汁，冲入适量黄酒服）

歌　诀　天台乌药木茴香，巴豆制楝青槟姜。

40. 四磨汤

【病机】	六经
里证：虚寒、气滞	"太阴病"

【药证】

里证：虚寒	乌药、人参
气滞	槟榔、沉香

【症状】

里证：虚寒	心下痞满，不思饮食，苔白脉弦
气滞	胸膈烦闷，上气喘急

【组成】人参（6g） 槟榔（9g） 沉香（6g） 天台乌药（6g）

【用法】四味各浓磨水，和作七分盏，煎三五沸，放温服。（现代用法：作汤剂，水煎服）

41. 橘核丸

【病机】 六经

里证：虚寒、痰湿、气滞血瘀 "太阴病"

【药证】

里证：虚寒 　　　　　　　肉桂

　　　痰湿 　　　　　　　橘核、海藻、昆布、海带、木通

　　　气滞血瘀 　　　　　川楝子、厚朴、枳实、延胡索、木香、桃仁

【症状】

里证：虚寒 　　　　　　　（四肢倦怠，畏寒喜暖）

　　　痰湿 　　　　　　　阴囊肿大，轻者时出黄水，重者成脓溃烂，（舌苔白腻，脉沉弦）

　　　气滞血瘀 　　　　　睾丸肿胀偏坠，或坚硬如石，或痛引脐腹

【组成】橘核炒、海藻洗、昆布洗、海带洗、川楝子去肉，炒、桃仁麸炒，各一两（各30g）厚朴去皮，姜汁炒、木通、枳实麸炒、延胡索炒，去皮、桂心不见火、木香不见火，各半两（各15g）

【用法】为细末，酒糊为丸，如桐子大，每服七十丸，空心温酒盐汤送下。（现代用法：为细末，酒糊为小丸，每日1～2次，每次9g，空腹温酒或淡盐汤送下。亦可按原方比例酌定用量，水煎服）

42. 暖肝煎

【病机】 六经

里证：虚寒、气滞 "太阴病"

【药证】

| 里证：虚寒 | 肉桂、小茴香、当归、枸杞子、茯苓、生姜 |
| 气滞 | 乌药、沉香 |

【症状】

| 里证：虚寒 | 睾丸冷痛，或小腹疼痛，疝气痛，畏寒喜暖，舌淡苔白，脉沉迟 |
| 气滞 | （患处肿胀偏坠） |

【组成】当归二钱（6g）枸杞子三钱（9g）小茴香二钱（6g）肉桂一钱（3g）乌药二钱（6g）沉香一钱（木香亦可）（3g）茯苓二钱（6g）

【用法】水一盏半，加生姜三五片，煎七分，食远温服。（现代用法：水煎服）

歌　诀　　暖肝煎中桂茴香，归杞乌沉茯加姜。

43.苏子降气汤

【病机】　　六经

| 里证：虚寒、痰湿、气滞 | "太阴病" |

【药证】

里证：虚寒	肉桂、当归
痰湿	紫苏子、半夏、苏叶、生姜、甘草、大枣
气滞	厚朴、前胡

【症状】

里证：虚寒	腰疼脚弱，肢体倦怠，或肢体浮肿
痰湿	痰涎壅盛，喘咳短气，呼多吸少，舌苔白滑或白腻，脉弦滑
气滞	胸膈满闷

【组成】紫苏子、半夏汤洗七次，各二两半（各75g）川当归去芦，两半（45g）甘草二两（60g）前胡去芦、厚朴去粗皮，姜汁拌炒，各一两（各30g）肉桂去皮，一两半（45g）〔一

方有陈皮_{去白}，两半（45g）]

【用法】上为细末，每服二大钱（6g），水一盏半，入生姜二片，枣子一个，苏叶五叶，同煎至八分，去滓热服，不拘时候。（现代用法：加生姜2片，枣子1个，苏叶2g，水煎服，用量按原方比例酌定）

歌　诀　苏子降气半夏归，前胡桂朴草姜随，
　　　　　　上实下虚痰嗽喘，或加沉香去肉桂。

【临床大师岳美中医案解析】

旷某，男性，42岁。素患慢性气管炎，每逢秋凉，则犯咳嗽。于1969年9月20日初次就诊。诊其寸脉弦滑，视其舌润而胖，有齿痕。症状：痰涎壅盛，咳喘频频。

岳美中

本书作者解析：患者之慢性气管炎，每因受凉后复发，且舌润而胖、有齿痕，考虑为里虚寒之太阴病，另外患者寸脉弦滑、舌润而胖有齿痕、痰涎壅盛、咳喘频频考虑痰湿内蕴证，综合辨证该患者为里虚寒兼有痰湿内蕴之太阴病。

岳老选用苏子降气汤，疏方：苏子7.5g，炙甘草6g，半夏7.5g，当归4.5g，肉桂4.5g，化橘红4.5g，前胡3g，川厚朴3g，生姜3片。水煎服。

结果：服4剂咳喘见轻，复诊仍原方照服4剂，咳止喘平，嘱日后若遇风凉再复发时，可按方服之。

44. 少腹逐瘀汤

【病机】	六经
里证：虚寒、血瘀、气滞	"太阴病"

【药证】

里证：虚寒	干姜、肉桂、小茴香
血瘀	蒲黄、五灵脂、没药、川芎、当归、赤芍
气滞	延胡索

【症状】

里证：虚寒　　　　　　　　（畏寒喜暖，苔白，脉沉迟）

　　　血瘀　　　　　　　　少腹瘀血积块疼痛或不痛，或痛而无积块，
　　　　　　　　　　　　　或经期腰酸，或月经一月见三五次，接连
　　　　　　　　　　　　　不断，断而又来，其色或紫或黑，或有瘀
　　　　　　　　　　　　　块，或崩漏兼少腹疼痛等症（舌质暗红，
　　　　　　　　　　　　　或舌有瘀斑、瘀点，脉涩）

　　　气滞　　　　　　　　少腹胀满，少腹作胀

【组成】小茴香炒，七粒（1.5g）　干姜炒，二分（3g）　延胡索一钱（3g）　没药二钱
（6g）　当归三钱（9g）　川芎二钱（6g）　官桂一钱（3g）　赤芍二钱（6g）　蒲黄三钱（9g）　五
灵脂炒，二钱（6g）

【用法】水煎服。

歌　诀　少腹茴香与炒姜，元胡灵脂没芎当，
　　　　　　蒲黄官桂赤芍药，调经种子第一方。

45. 温经汤（《金匮要略》）

【病机】　　　　　　　　　六经

里证：虚寒、血虚、血瘀　"太阴病"

【药证】

里证：虚寒　　　　　　　　吴茱萸、桂枝、人参、半夏、生姜、甘草

　　　血虚　　　　　　　　当归、芍药、阿胶、麦冬

　　　血瘀　　　　　　　　川芎、丹皮

【症状】

里证：虚寒　　　　　　　　妇人宫冷，久不受孕，（畏寒喜暖）

　　　血虚　　　　　　　　手心烦热，唇口干燥

　　　血瘀　　　　　　　　漏下不止，血色暗而有块，淋沥不畅，或
　　　　　　　　　　　　　月经超前或延后，或逾期不止，或一月再

行，或经停不至，而见少腹里急，腹满，傍晚发热，舌质暗红，脉细而涩

【组成】吴茱萸三两（9g） 当归二两（6g） 芍药二两（6g） 川芎二两（6g） 人参二两（6g） 桂枝二两（6g） 阿胶二两（6g） 牡丹皮去心，二两（6g） 生姜二两（6g） 甘草二两（6g） 半夏半升（6g） 麦冬去心，一升（9g）

【用法】上十二味，以水一斗，煮取三升，分温三服。（现代用法：水煎服，阿胶烊冲）

歌　诀　温经汤用萸桂芎，归芍丹皮姜夏冬，
　　　　　参草阿胶调气血，调经重在暖胞宫。

胡希恕

【临床大师胡希恕医案解析】

刘某，女性，23岁，1964年9月23日初诊。左手麻木、无力1年余，伴见头晕、身倦、时欲呕，口咽干不思饮，面色苍白无华，舌红无苔，脉细滑稍数。

本书作者解析：患者无力、头晕、身倦、时欲呕、面色苍白无华、舌红无苔、口咽干不思饮、脉细滑稍数考虑为里虚寒兼有血虚之太阴病，左手麻木考虑为血虚血瘀所致。

胡老选用温经汤散寒补血活血，疏方：吴茱萸6g，当归10g，川芎6g，党参10g，桂枝10g，阿胶10g，丹皮6g，生姜10g，炙甘草6g，半夏10g，麦冬18g。

结果：上药服3剂，头晕、呕逆好转，继服10剂，诸症已。

46. 温经汤（《妇人大全良方》）

【病机】	六经
里证：虚寒、血瘀	"太阴病"

【药证】	
里证：虚寒	肉桂、人参、牛膝、甘草

血瘀	当归、莪术、川芎、丹皮

【症状】

里证：虚寒	（畏寒喜暖）
血瘀	月经不调，脐腹作痛，其脉沉紧，（舌质暗，或舌有瘀斑、瘀点，脉涩）

【组成】当归、川芎、肉桂、莪术醋炒、牡丹皮各五分（各6g）人参、牛膝、甘草各七分（各9g）

【用法】水煎服。

47. 生化汤

【病机】 　　　　　　　　　六经

里证：虚寒、血瘀	"太阴病"

【药证】

里证：虚寒	干姜、甘草
血瘀	当归、桃仁、川芎

【症状】

里证：虚寒	小腹冷痛，（畏寒喜暖）
血瘀	产后恶露不行，（月经不调，脐腹作痛，舌质暗，或舌有瘀斑、瘀点，脉涩）

【组成】全当归八钱（24g）　川芎三钱（9g）　桃仁去皮尖，研，十四枚（6g）　干姜炮黑，五分（2g）　甘草炙，五分（2g）

【用法】黄酒、童便各半煎服。（现代用法：水煎服，或酌加黄酒同煎）

歌　诀　　生化汤是产后方，归芎桃草酒炮姜。

48. 桂枝茯苓丸

【病机】 　　　　　　　　　六经

里证：虚寒、血瘀	"太阴病"

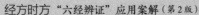
【药证】

里证：虚寒　　　　　　　　桂枝、茯苓

　　　　血瘀　　　　　　　　桃仁、芍药、丹皮

【症状】

里证：虚寒　　　　　　　　（小腹冷痛，畏寒喜暖）

　　　　血瘀　　　　　　　　妇人素有癥块，妊娠漏下不止，或胎动不安，血色紫黑晦暗，腹痛拒按，或经闭腹痛，或产后恶露不尽而腹痛拒按，舌质紫暗或有瘀点，脉沉涩

【组成】桂枝、茯苓、丹皮去心、桃仁去皮尖，熬、芍药各等分（9g）

【用法】上三味，末之，炼蜜和丸，如兔屎大，每日食前服一丸（3g），不知，加至三丸。（现代用法：共为末，炼蜜和丸，每日服3～5g）

歌　诀　《金匮》桂枝茯苓丸，桃仁芍药与牡丹。

胡希恕

【临床大师胡希恕医案解析】

　　陈某，女性，50岁，1966年3月2日初诊。1年来头晕心悸，服用安眠药，常身疲倦怠，心电图示冠状动脉供血不足，苔黄，脉弦迟。

　　本书作者解析：患者头晕心悸、气上冲胸闷或胸痛（相当于胸胁苦满）、失眠、脉弦考虑为少阳病，而苔黄、时汗出考虑为阳明病，通过患者心电图示冠状动脉供血不足、脉迟考虑患者必有瘀血，综合辨证为少阳阳明合病夹瘀，该患者的一般资料不是很全，但通过"以方测证"，估计患者还有口苦、口干渴、大便偏干、舌质暗红或有瘀点等证。

　　胡老选用桂枝茯苓丸合大柴胡汤加减，疏方：桂枝10g，桃仁10g，茯苓15g，丹皮10g，白芍10g，柴胡12g，半夏10g，黄芩10g，生姜10g，枳实10g，大枣4枚，大黄6g，生石膏45g，炙甘草6g。

　　结果：上药服3剂后诸症均减，睡眠好转，胸痛也好转，上方加赤芍

10g，继服，今自感无不适，以前不敢走路，现走路如常人。

49. 黄土汤

【病机】	六经
里证：虚寒、血虚、（虚热）	"太阴病"

【药证】

里证：虚寒	灶心土、白术、附子
血虚	生地、阿胶、甘草
（虚热）	黄芩

【症状】

里证：虚寒	大便下血，先便后血，以及吐血、衄血、妇人崩漏，血色暗淡，四肢不温，（小腹冷痛，畏寒喜暖）
血虚	面色萎黄，舌淡苔白，脉沉细无力

【组成】甘草、干地黄、白术、附子炮、阿胶、黄芩各三两（各9g）灶心黄土半斤（30g）

【用法】上七味，以水八升，煮取三升，分温二服。（现代用法：先将灶心土水煎过滤取汤，再煎余药，阿胶烊化冲服）

歌　诀　黄土汤用芩地黄，术附阿胶甘草尝。

【临床大师胡希恕医案解析】

胡希恕

　　王某，男性，39岁，1968年6月12日初诊。患胃脘痛、大便下血已9年未愈，经各种检查诊断为结肠炎出血。近症：时有黑便，或便黑紫血，常左腹痛及胃脘隐痛，晚上心烦，口干思饮，但饮不多，纳尚可，但食不香，时有头晕，自感四肢发凉，苔白腻，脉沉细。

　　本书作者解析：患者胃脘痛、大便下血、左腹痛及胃脘隐痛、但饮不多、纳尚可、但食不香、时有头晕、自感四肢发凉、苔白腻、脉沉细考虑为里虚寒兼有血虚之太阴病。而晚上心烦、口干思饮考虑为里虚寒所致的虚热所致，综合辨证为里虚寒兼有血虚、虚热之太阴病。

胡老选用黄土汤加减，疏方：生地24g，党参10g，白芍10g，干姜6g，当归10g，川芎6g，艾叶10g，川附子6g，炙甘草6g，伏龙肝60g。煎汤代水。

结果：上药服9剂，腹痛胃脘痛已，便血渐止。

50. 止痉散

【病机】	六经
里证：虚寒、血瘀	"太阴病"
【药证】	
里证：虚寒、血瘀	蜈蚣、全蝎
【症状】	
里证：虚寒、血瘀	痉厥，四肢抽搐，或顽固性头痛、偏头痛、关节痛，（口淡不渴）

【组成】全蝎、蜈蚣各等分

【用法】上研细末，每服1～1.5g，温开水送服，每日2～4次。

51. 理中安蛔汤

【病机】	六经
里证：虚寒	"太阴病"
【药证】	
里证：虚寒	人参、白术、茯苓、川椒、乌梅、干姜
【症状】	
里证：虚寒	便溏尿清，腹痛肠鸣，四肢不温，饥不欲食，甚则吐蛔，舌苔薄白，脉沉迟

【组成】人参三钱（9g） 白术一钱半（4.5g） 茯苓一钱半（4.5g） 川椒十四粒（1g） 乌梅三个（6g） 干姜炒黑，一钱半（4.5g）

【用法】水煎服。

（二）里证：气虚

1. 痛泻要方

【病机】	六经
里证：气虚、（气滞）	"太阴病"

【药证】	
里证：气虚	白术、白芍
（气滞）	陈皮、防风

【症状】	
里证：气虚	肠鸣腹痛，大便泄泻，舌苔薄白
（气滞）	泻必腹痛，泻后痛缓，脉两关不调，左弦而右缓者

【组成】白术炒，三两（90g） 白芍药炒，二两（60g） 陈皮炒，一两五钱（45g） 防风一两（30g）

【用法】上细切，分作八服，水煎或丸服。（现代用法：作汤剂，水煎服，用量按原方比例酌减）

歌　诀　痛泻要方用陈皮，术芍防风共成剂。

刘渡舟

【临床大师刘渡舟医案解析】

　　张某，男，33 岁，北京人。腹泻腹痛有月余，经用卡那霉素等西药治疗，也服过理中汤、保和丸等中药治疗，未见减轻。刻下：腹部胀满疼痛，痛则欲泻，泻则痛减，每日腹泻 7 ～ 8 次，大便中带有黏液，有时反酸，恶心。舌淡红，苔薄腻，脉弦见于右关。

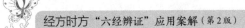

本书作者解析：患者舌淡红、苔薄腻、每日腹泻 7～8 次、大便中带有黏液、有时反酸恶心考虑为里气虚之太阴病，腹部胀满疼痛、痛则欲泻、泻则痛减考虑为气机郁滞。

刘老治疗上选用具有益气理气之痛泻要方，疏方：陈皮 10g，白芍 30g，防风 10g，白术 12g。

结果：药服 3 剂，痛泻减其大半，续服 3 剂而愈。

2. 四君子汤

【病机】	六经
里证：气虚	"太阴病"
【药证】	
里证：气虚	人参、白术、茯苓、甘草
【症状】	
里证：气虚	面色萎白，语声低微，气短乏力，食少便溏，（口不渴），舌淡苔白，脉虚弱

【组成】人参去芦、白术、茯苓去皮（各9g）甘草炙（6g），各等分

【用法】上为细末。每服二钱（15g），水一盏，煎至七分，通口服，不拘时候；入盐少许，白汤点亦得。（现代用法：水煎服）

歌　诀　四君子汤中和义，参术茯苓甘草比。

岳美中

【临床大师岳美中医案解析】

庄某，女性，于 7 月 24 日就诊。患长期低烧症，体温 37.5℃，脉微数，舌布薄白苔，腹时时胀痛。

本书作者解析：患者脉微数、薄白苔、腹时时胀痛考虑为里气虚之太阴病，而患者长期低烧亦是气虚所致的虚热证，而非表证或里实热证。

因患者气虚以腹胀痛为主，故岳老选用四君子汤加山药治疗。

结果：患者服用1周后复诊，低烧、腹胀均减。持续服前方至8月14日，低烧与腹胀痊愈。

3.异功散

【病机】	六经
里证：气虚、（气滞）	"太阴病"

【药证】	
里证：气虚	人参、白术、茯苓、甘草
气滞	陈皮

【症状】	
里证：气虚	饮食减少，大便溏薄，或呕吐泄泻，（面色萎白，语声低微，气短乏力，口不渴，舌淡苔白，脉虚弱）
气滞	胸脘痞闷不舒

【组成】人参切去顶、茯苓去皮、白术、陈皮锉、甘草各等分（各6g）

【用法】上为细末，每服二钱（6g），水一盏，加生姜五片，大枣二个，同煎至七分，食前温服，量多少与之。

4.六君子汤

【病机】	六经
里证：气虚、痰湿、（气滞）	"太阴病"

【药证】	
里证：气虚	人参、白术、茯苓、甘草
痰湿	半夏
（气滞）	陈皮

【症状】	
里证：气虚	食少便溏，呕逆，（面色萎白，语声低微，气短乏力，口不渴，脉虚弱）

| 痰湿 | （舌淡苔白） |
| （气滞） | 胸脘痞闷不舒 |

【组成】人参去芦、白术、茯苓去皮（各9g）、甘草炙（6g），各等分　陈皮一钱（3g）

半夏一钱五分（4.5g）

【用法】上为细末，作一服，加大枣二枚，生姜三片，新汲水煎服。

岳美中

【临床大师岳美中医案解析】

　　黄某，男，21岁，未婚，广东籍，因全身浮肿、尿少6个月，于1955年12月6日住入北京某医院。患者于1955年4月底感冒之后，出现眼睑颜面浮肿，检查尿中有蛋白，数天之后浮肿消退，同年6月初，面部及下肢浮肿复起，尿量减少，院外治疗无效，乃入院治疗。既往史：12岁时曾有"肾炎"史。检查：慢性病容，皮肤苍白，颜面浮肿，扁桃腺中度肿大，颈软，心尖区有收缩期吹风样杂音，右胸中下部叩浊音，呼吸音低，右肺基底部有湿性啰音，腹软，肝脾未触及，无明显腹水征，阴囊及下肢均呈凹陷性浮肿，膝反射存在，血压122/90mmHg，血红蛋白75g/L，红细胞2.36×10^{12}/L，尿蛋白（+++），有颗粒及透明管型，血沉70mm/h，酚红试验15%，非蛋白氮27.5mmol/L，胆固醇14.8mmol/L，胸部X线片：右肺上野有结核球，既往有结核病史，右胸腔少量积液，入院诊断为慢性肾炎，肺结核，胸腔积液。入院后由中西医合作治疗，至1956年1月底，浮肿消退，但肾功能不见好转，至4月中旬，血压升至190/140mmHg，非蛋白氮增至66.04mmol/L，病人头晕，恶心，呕吐，粒米不下，渐至神志昏迷，西医救治无效，且病情日渐加重，濒于危笃。乃于4月16日邀请中医会诊。初诊时，见患者昏迷较深，不能进食，呼吸微弱，脉细微。乃与老人参24g煎汤，频频饲入，药后神志渐清，目能视人，脉亦略起，但仍嗜睡。

　　本书作者解析：初诊时患者昏迷较深、不能进食、呼吸微弱、脉细微，考虑为中焦气虚已极，正气衰微，服用独参汤后神志渐清、目能视人、脉亦略起，是中焦脾胃之气恢复的标志，但仍嗜睡，且不能进食，考虑为里气亏虚之太阴病。

故岳老改用六君子汤救治，药用移山参、白术、茯苓、炙草、陈皮、法半夏。

结果：二诊之后神志全清，胃能纳谷，血压降至 150/ 110mmHg，非蛋白氮回至 41.8mmol/L。脱险之后，仍由中西合作治其肾炎。至 1957 年 5 月出院时，一般情况良好。

5. 香砂六君子汤

【病机】　　　　　　　　　　六经

里证：气虚、痰湿、（气滞）　　"太阴病"

【药证】

里证：气虚　　　　　　　　　　人参、白术、茯苓、甘草

　　　痰湿　　　　　　　　　　半夏

　　　（气滞）　　　　　　　　陈皮、木香、砂仁

【症状】

里证：气虚　　　　　　　　　　呕吐痞闷，不思饮食，消瘦倦怠，或气虚肿满，食少便溏，呕逆，（面色萎白，语声低微，气短乏力，口不渴，脉虚弱）

　　　痰湿　　　　　　　　　　（舌淡苔白）

　　　（气滞）　　　　　　　　脘腹胀痛，（或胸脘痞闷不舒）

【组成】人参一钱（3g）　茯苓二钱（6g）　白术二钱（6g）　甘草七分（2g）　陈皮八分（2.5g）　半夏一钱（3g）　砂仁八分（2.5g）　木香七分（2g）

【用法】上加生姜二钱（6g），水煎服。

---

6. 参苓白术散

【病机】　　　　　　　　　　六经

里证：气虚、痰湿　　　　　　　"太阴病"

【药证】

里证：气虚　　　　　　　　　　人参、白术、茯苓、甘草、山药、莲子

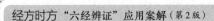

| 痰湿 | 白扁豆、薏苡仁、桔梗、砂仁 |

【症状】

| 里证：气虚 | 饮食不化，胸脘痞闷，四肢乏力，形体消瘦，面色萎黄，脉虚缓，（食少便溏，口不渴，舌淡苔白，脉虚弱） |
| 痰湿 | 肠鸣泄泻，舌淡苔白腻 |

【组成】莲子肉去皮一斤（500g）　薏苡仁一斤（500g）　缩砂仁一斤（500g）　桔梗炒令深黄色，一斤（500g）　白扁豆姜汁浸，去皮，微炒，一斤半（750g）　白茯苓二斤（1000g）　人参二斤（1000g）　甘草炒，二斤（1000g）　白术二斤（1000g）　山药二斤（1000g）

【用法】上为细末。每服二钱（6g），枣汤调下。小儿量岁数加减服之。（现代用法：作汤剂，水煎服，用量按原方比例酌减）

歌　诀　参苓白术扁豆陈，山药甘莲砂薏仁，
桔梗上浮兼保肺，枣汤调服益脾神。

7. 补中益气汤

【病机】　　　　　　六经

里证：气虚　　　　　"太阴病"

【药证】

| 里证：气虚 | 黄芪、人参、白术、陈皮、升麻、柴胡、当归、甘草 |

【症状】

| 里证：气虚 | 饮食减少，体倦肢软，少气懒言，面色萎黄，大便稀溏，舌淡脉虚；或脱肛、子宫脱垂、久泻久痢、崩漏等见上症者；身热自汗，渴喜热饮，气短乏力，舌淡，脉虚大无力 |

【组成】黄芪病甚、劳役、热甚者一钱（18g）、甘草炙，各五分（9g）　人参去芦，三分

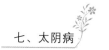

（6g） 当归酒焙干或晒干，二分（3g） 橘皮不去白，二分或三分（6g） 升麻二分或三分（6g）

柴胡二分或三分（6g） 白术三分（9g）

【用法】上咬咀，都作一服，水二盏，煎至一盏，去滓，食远稍热服。（现代用

法：水煎服。或作丸剂，每服 10～15g，日 2～3 次，温开水或姜汤下）

歌 诀 补中益气芪术陈，升柴参草当归身。

刘渡舟

【临床大师刘渡舟医案解析】

马某，女，74 岁。1993 年 7 月 21 日初诊。午后发热，体温 38℃ 左右，饮食衰减，腹内有灼热之感，并向背部及大腿放散。手心热甚于手背，气短神疲，然口不渴，腹不胀，二便尚调，舌质红绛，苔薄白，脉大无力。

本书作者解析：该患者饮食衰减、腹不胀、气短神疲、口不渴、二便调、苔薄白、脉大无力均为气虚之证，患者午后发热、腹内灼热感均为气虚发热之虚热，故辨证为里气虚之太阴病，当用东垣"甘温除大热"之法。

刘老疏补中益气汤加生甘草：黄芪 20g，党参 15g，炙甘草 5g，生甘草 5g，白术 12g，当归 12g，陈皮 8g，升麻 3g，柴胡 6g，生姜 3 片，大枣 12 枚。

结果：服 5 剂，食欲增加，体力有增，午后没有发热，腹中灼热大减。续服 5 剂，午后发热及腹中灼热等症均愈。

8. 升陷汤

【病机】	六经
里证：气虚	"太阴病"
【药证】	
里证：气虚	黄芪、知母、升麻、柴胡、桔梗
【症状】	
里证：气虚	气短不足以息，或努力呼吸，有似乎喘，或气息将停，危在顷刻，脉沉迟微弱，或叁伍不调

【组成】生黄芪六钱（18g） 知母三钱（9g） 柴胡一钱五分（4.5g） 桔梗一钱五分（4.5g） 升麻一钱（3g）

【用法】水煎服。

9. 举元煎

【病机】	六经
里证：气虚	"太阴病"

【药证】	
里证：气虚	人参、黄芪、甘草、升麻、白术

【症状】	
里证：气虚	气虚下陷，血崩血脱，亡阳垂危等证（气短不足以息，或努力呼吸，有似乎喘，或气息将停，危在顷刻，脉沉迟微弱）

【组成】人参三至五钱（10～20g） 黄芪炙，三至五钱（10～20g） 炙甘草一至二钱（3～6g） 升麻五至七分（4g） 白术一至二钱（3～6g）

【用法】水一盅半，煎七八分，温服。如兼阳气虚寒者，桂、附、干姜俱宜佐用；如兼滑脱者，加乌梅一个，或文蛤七八分。

10. 圣愈汤

【病机】	六经
里证：气虚、血虚	"太阴病"

【药证】	
里证：气虚	人参、黄芪
血虚	熟地、白芍、川芎、当归

【症状】	
里证：气虚	四肢乏力，体倦神衰
血虚	月经先期而至，量多色淡（舌淡，口唇、爪甲色淡，脉细弦）

【组成】熟地七钱五分（20g） 白芍酒拌，七钱五分（15g） 川芎七钱五分（8g） 人参七

钱五分（一般用潞党参20g） 当归酒洗，五钱（15g） 黄芪炙，五钱（18g）

【用法】水煎服。

刘渡舟

【临床大师刘渡舟医案解析】

于某，女，30岁。1994年1月3日初诊。发热数月不退，热度时高时低。经某医院检查，血红蛋白100g/L。白细胞 3.5×10^9/L，血小板 78×10^9/L，脾不大，诊断为再生不良性贫血。患者精神萎靡，头晕，乏力，时有齿衄，食欲减退，动则心慌，汗出。舌质淡，苔白，脉细无力。

本书作者解析：脉细多主不足，同时患者又有舌淡苔白、精神萎靡、头晕、乏力等症，均为血虚之证，食欲减退、动则心慌、汗出为里气虚之证，故该患者辨证为里气虚、血虚之太阴病，而患者的发热、齿衄均为血虚、气虚所致的虚热证，治疗上当以益气养血法治之，气足血旺而发热、出血等症自止。

故刘老疏圣愈汤加味：当归20g，白芍20g，生地30g，川芎10g，党参15g，黄芪20g，地骨皮12g。

结果：服7剂，发热即止，头晕、乏力、心慌皆有好转。仍动则汗出，齿衄，原方去地骨皮，黄芪增至30g，并加阿胶10g。连服7剂，精神、饮食大有好转，汗出、齿衄皆愈。上方出入进退月余，血色素升至126g/L，白细胞 4.5×10^9/L，血小板 123×10^9/L，发热未再发作。

11. 当归补血汤

【病机】	六经
里证：气虚、血虚	"太阴病"

【药证】	
里证：气虚	黄芪
血虚	当归

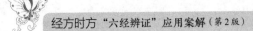

【症状】

里证：气虚、血虚　　　血虚阳浮发热证：肌热面赤，烦渴欲饮，脉洪大而虚，重按无力；妇人经期、产后血虚发热头痛；或疮疡溃后，久不愈合

【组成】 黄芪一两（30g）　当归酒洗，二钱（6g）

【用法】 以水二盏，煎至一盏，去滓，空腹时温服。

12. 归脾汤

【病机】　　　　　　六经

里证：气虚、血虚　　　"太阴病"

【药证】

里证：气虚　　　　　黄芪、人参、白术、茯苓、木香、甘草、生姜、大枣

　　　血虚　　　　　当归、龙眼肉、酸枣仁、远志

【症状】

里证：气虚　　　　　盗汗，体倦食少，面色萎黄，舌淡，苔薄白，脉细弱；或便血，皮下紫癜，妇女崩漏，或淋漓不止

　　　血虚　　　　　心悸怔忡，健忘失眠，月经超前，量多色淡，舌淡，脉细弱

【组成】 白术、当归、白茯苓、黄芪炒、远志、龙眼肉、酸枣仁炒，各一钱（3g）
人参一钱（6g）　木香五分（1.5g）　甘草炙，三分（1g）

【用法】 加生姜、大枣，水煎服。

歌　诀　归脾汤用参芪术，归草茯神远志服，
　　　　　　酸枣木香龙眼肉，煎加姜枣益心脾。

【临床大师刘渡舟医案解析】

刘渡舟

赵某，女，54岁。发热已两月余，经中、西药治疗，发热渐退，但从此出现心悸不安，每日发作数次之多，西医诊为心房纤颤，多方治疗，病情时好时坏，迁延不愈。患者为工薪阶层，不免债台高筑，生活拮据而令人忧愁，从此病情逐渐加重。精神抑郁，整日呆坐，两目直视，寝食俱废。主诉：心中悸动，失眠少寐，时发低热，月经量少，血色浅淡。视其舌淡而苔薄白，切其脉细缓无力。

本书作者解析：患者脉细缓无力、舌淡苔薄白、月经量少、血色浅淡、时发低热考虑为气血亏虚之太阴病，心中悸动、失眠少寐考虑为血不养心所致。

刘老选用归脾汤补气养血，同时加白芍助当归以补血，加夜交藤助酸枣仁养心舍神而治不寐，疏：红人参8g，白术10g，黄芪10g，炙甘草10g，当归10g，茯神10g，远志10g，酸枣仁30g，桂圆肉12g，木香3g，夜交藤15g，白芍15g，生姜5片，大枣3枚。

结果：服药7剂，心悸大减，发作次数明显减少，夜间能睡眠，精神转佳，诸症亦随之好转。效不更方，又服10余剂，心悸不发，夜能安睡，逐渐康复。嘱其安静，将息调养。

13.八珍散

【病机】	六经
里证：气虚、血虚	"太阴病"

【药证】

里证：气虚	人参、白术、茯苓、甘草
血虚	当归、白芍、熟地、川芎

【症状】

里证：气虚	面色苍白或萎黄，头晕目眩，四肢倦怠，气短懒言，饮食减少，舌淡苔薄白，脉细弱或虚大无力
血虚	心悸怔忡，（健忘失眠，月经超前，量多色淡）

【组成】人参、白术、白茯苓、当归、川芎、白芍药、熟地黄、甘草炙，各一两（30g）

【用法】上㕮咀，每服三钱（9g），水一盏半，加生姜五片，大枣一枚，煎至七分，去滓，不拘时候，通口服。（现代用法：或作汤剂，加生姜3片，大枣5枚，水煎服，用量根据病情酌定）

歌 诀 四君四物加枣姜，八珍双补气血方，
再加黄芪与肉桂，十全大补效增强。

14. 十全大补汤

【病机】	六经
里证：气虚、血虚	"太阴病"

【药证】

里证：气虚	黄芪、肉桂、人参、白术、茯苓、生姜、大枣、甘草
血虚	当归、白芍、熟地、川芎

【症状】

里证：气虚	面色萎黄，倦怠食少，神疲气短，自汗盗汗，以及妇女崩漏，月经不调，疮疡不敛等
血虚	头晕目眩，心悸怔忡，四肢不温，舌淡，脉细弱

【组成】人参去芦（6g）、肉桂去皮（3g）、川芎（6g）、干熟地黄（12g）、茯苓（9g）、白术（9g）、甘草炒（3g）、黄芪（12g）、当归去芦（9g）、白芍药（9g）各等分

【用法】上为细末，每服二大钱（9g），用水一盏，加生姜三片、枣子二枚，同煎至七分，不拘时候温服。

歌 诀 四君四物加枣姜，八珍双补气血方，
再加黄芪与肉桂，十全大补效增强。

【临床大师刘渡舟医案解析】

刘渡舟

关某，男，12 岁，住河北易县。1994 年 1 月 26 日初诊。患儿两年前左侧髋关节疼痛，经当地医生针灸治疗未效。近半年来疼痛加重，左腿无力，走路跛行，大腿向外侧活动受限，特来京诊治。X 线检查诊断为左侧股骨头无菌性坏死。患儿体格瘦弱，面色苍白。舌质淡，苔薄白，脉弦细。

本书作者解析：患者舌淡、苔薄白、脉弦细、体格瘦弱、左侧髋关节疼痛、无力、面色苍白，考虑为气血亏虚之太阴病。

刘老选用十全大补丸加味，疏方：当归 15g，白芍 15g，熟地 30g，川芎 10g，党参 12g，茯苓 20g，白术 10g，炙甘草 10g，肉桂 3g，黄芪 20g，鹿角胶 10g。

结果：服药 14 剂，髋关节疼痛减轻，家长欣喜，要求带药回家治疗，遂用上方加补骨脂 10g，枸杞 10g，又服 20 剂，嘱服完后复诊。患儿半年后方来复诊，家长述一直按上方服药，现行走正常，髋关节已不痛，X 线检查左侧股骨头未见异常，遂告病愈。

15. 人参养荣汤

【病机】	六经
里证：气虚、血虚	"太阴病"

【药证】

里证：气虚	黄芪、人参、陈皮、茯苓、生姜、大枣、甘草、白术
血虚	当归、白芍、熟地、桂心、五味子、远志

【症状】

里证：气虚	倦怠无力，食少无味，虚热自汗，咳嗽气短，动则喘甚；或疮疡溃后气血不足，寒热不退，疮口久不收敛
血虚	惊悸健忘，夜寐不安，咽干唇燥，形体消瘦，皮肤干枯，（舌淡，脉细弱）

【组成】黄芪、当归、桂心、甘草炙、橘皮、白术、人参各一两（各30g）白芍药三两（90g）熟地黄（9g）、五味子、茯苓各三分（各4g）远志去心，炒，半两（15g）

【用法】上锉为散，每服四大钱（12g），用水一盏半，加生姜三片，大枣二枚，煎至七分，去滓，空腹服。

16. 泰山磐石散

【病机】   六经

里证：气虚、血虚、（实热）"太阴病"

【药证】

里证：气虚	黄芪、人参、白术、甘草、糯米、川断、砂仁
血虚	当归、白芍、川芎、熟地
（实热）	黄芩

【症状】

里证：气虚	胎动不安，或屡有堕胎宿疾，倦怠乏力，不思饮食，舌淡苔薄白，脉滑无力
血虚	面色淡白
（实热）	（烦躁，口干）

【组成】人参一钱（3g）黄芪一钱（6g）白术二钱（6g）炙甘草五分（2g）当归二钱（3g）川芎八分（2g）白芍药八分（3g）熟地黄八分（3g）川续断一钱（3g）糯米一撮（6g）黄芩一钱（3g）砂仁五分（1.5g）

【用法】上用水一盅半，煎至七分，食远服。但觉有孕，三五日常用一服，四月之后，方无虑也。

17. 炙甘草汤

【病机】   六经

里证：气虚、津液虚 "太阴病"

【药证】

里证：气虚	人参、甘草、生姜、桂枝、大枣

津液虚	生地、阿胶、麦冬、麻仁、清酒

【症状】

里证：气虚	脉结代，心动悸，虚赢少气
津液虚	干咳无痰，或咳吐涎沫，量少，形瘦短气，虚烦不眠，自汗盗汗，咽干舌燥，大便干结，脉虚数，舌光少苔，或质干而瘦小

【组成】甘草炙，四两（12g）　生姜切，三两（9g）　桂枝去皮，三两（9g）　人参二两（6g）　生地黄一斤（50g）　阿胶二两（6g）　麦冬去心，半升（10g）　麻仁半升（10g）　大枣擘，三十枚（10枚）

【用法】上以清酒七升，水八升，先煮八味，取三升，去滓，内胶烊消尽，温服一升，日三服。（现代用法：水煎服，阿胶烊化，冲服）

歌　诀　　炙甘草汤参姜桂，麦冬生地麻仁囊，
　　　　　　　大枣阿胶加酒服，通阳复脉第一方。

【临床大师胡希恕医案解析】

胡希恕

张某，女性，32岁，1965年3月12日初诊。心悸气短5年多，在哈尔滨市某医院诊断为风湿性心脏病，住院治疗5个月，关节疼痛缓解，但仍心慌惊悸，多梦，稍劳即喘，二便如常，两颧红，苔白，舌有瘀点，脉沉细结代。

本书作者解析：患者心慌惊悸、多梦、稍劳即喘、二便调、两颧红、苔白、舌有瘀点、脉沉细结代考虑为气津亏虚兼有瘀血之太阴病。

因患者以心慌惊悸、脉沉细结代为主症，故胡老选用炙甘草汤，疏方：生地30g，麦冬12g，火麻仁10g，炙甘草10g，党参10g，桂枝6g，生姜10g，大枣8枚，生龙牡各15g，阿胶（烊化）10g。

结果：上药服用2个月，心慌心悸好转，走五六里地不感气喘，来信告之已可正常工作。

18. 牡蛎散

【病机】	六经
里证：气虚、脱证	"太阴病"

【药证】

里证：气虚	黄芪、浮小麦
脱证	麻黄根、牡蛎

【症状】

里证：气虚	短气烦倦，舌淡红，脉细弱
脱证	常自汗出，夜卧更甚，心悸惊惕

【组成】黄芪去苗土、麻黄根洗、牡蛎米泔浸，刷去土，火烧通赤，各一两（各30g）

【用法】上三味为粗散。每服三钱（9g），水一盏半，小麦百余粒（30g），同煎至八分，去渣热服，日二服，不拘时候。（现代用法：为粗散，每服9g，加小麦30g，水煎温服；亦作汤剂，用量按原方比例酌减，加小麦30g，水煎温服）

19. 甘麦大枣汤

【病机】	六经
里证：气虚、津液虚	"太阴病"

【药证】

里证：气虚、津液虚	甘草、小麦、大枣

【症状】

里证：气虚、津液虚	脏躁：精神恍惚，常悲伤欲哭，不能自主，心中烦乱，睡眠不安，甚则言行失常，呵欠频作，舌淡红苔少，脉细略数

【组成】甘草三两（9g）　小麦一升（15g）　大枣十枚（10枚）

【用法】上三味，以水六升，煮取三升，温分三服。

岳美中

【临床大师岳美中医案解析】

1936 年于山东菏泽县医院，诊一男子，年约 30 余，中等身材，黄白面色，因患精神病，曾两次去济南精神医院治疗无效而来求诊。查其具有典型的悲伤欲哭，嬉笑无常，不时欠伸，状似"巫婆拟神灵"的脏躁证。

本书作者解析：从患者的黄白面色可以看出患者体质偏弱，里气虚之太阴病可能性大，患者很可能还有食纳少、乏力、舌淡红苔少、脉细或细弱等表现，故考虑患者为里气虚所致的脏躁证。

选用甘麦大枣汤，疏方：甘草 9g，小麦 9g，大枣 6 枚。

结果：药尽 7 剂而愈，追踪 3 年未发。

20. 旋覆代赭汤

【病机】	六经
里证：气虚、痰饮、气逆	"太阴病"

【药证】

里证：气虚	人参、炙甘草、大枣
痰饮	半夏、生姜
气逆	旋覆花、代赭石

【症状】

里证：气虚	胃脘痞闷或胀满，按之不痛
痰饮	纳差，恶心，甚或呕吐，舌苔白腻，脉缓或滑
气逆	频频嗳气，呃逆

【组成】 旋覆花三两（9g） 人参二两（6g） 生姜五两（15g） 代赭石一两（6g） 甘草炙，三两（9g） 半夏洗，半升（9g） 大枣擘，十二枚（4枚）

【用法】 以水一斗，煮取六升，去滓再煎，取三升，温服一升，日三服。（现代用法：水煎服）

歌　诀　旋覆代赭重用姜，半夏人参甘枣尝。

【临床大师胡希恕医案解析】

胡希恕

白某，男性，48岁，1965年1月17日初诊。胃脘痛胀、心下堵闷已3年，经检查诊为十二指肠溃疡、胃下垂，经多次治疗不效。现症见噫气、呕吐、口干不思饮，苔白腻，脉沉弦细。

本书作者解析：患者胃脘痛胀、心下堵闷、口干不思饮、苔白腻、脉沉弦细考虑为里气虚夹有痰饮之太阴病，而噫气、呕吐考虑为里气虚致气逆所致。

胡老选用旋覆代赭汤加乌贼骨、川贝母以益气化饮降逆，疏方：旋覆花（包）10g，生赭石10g，党参10g，生姜15g，炙甘草6g，半夏15g，大枣4枚，乌贼骨15g，川贝母10g。

结果：服3剂知，6剂诸症减轻。

21. 丁香柿蒂汤

【病机】	六经
里证：气虚、气逆	"太阴病"

【药证】	
里证：气虚	人参、生姜
气逆	丁香、柿蒂

【症状】	
里证：气虚	胸痞脉迟，（纳差，恶心，甚或呕吐，舌苔白）
气逆	呃逆不已

【组成】丁香（6g）柿蒂（9g）人参（3g）生姜（6g）（原书未著用量）

【用法】水煎服。

22. 补阳还五汤

【病机】	六经
里证：气虚、血瘀	"太阴病"

【药证】

里证：气虚	黄芪
血瘀	桃仁、红花、川芎、地龙、赤芍、当归

【症状】

里证：气虚	（纳差，神疲乏力），舌暗淡，苔白，脉缓无力
	半身不遂，口眼㖞斜，语言謇涩，口角流涎，小便频数或遗尿失禁
血瘀	（舌质暗，或舌有瘀斑、瘀点，脉涩）

【组成】黄芪生，四两（120g） 当归尾二钱（6g） 赤芍一钱半（5g） 地龙去土，一钱（3g） 川芎一钱（3g） 红花一钱（3g） 桃仁一钱（3g）

【用法】水煎服。

歌　诀　补阳还五赤芍芎，归尾通经佐地龙，
　　　　　四两黄芪为主药，血中瘀滞用桃红。

（三）里证：痰湿

1. 完带汤

【病机】	六经
里证：痰湿、气滞	"太阴病"

【药证】

里证：痰湿	白术、山药、人参、车前子、苍术、甘草、陈皮
气滞	荆芥、柴胡、白芍

【症状】

里证：痰湿	带下色白，清稀如涕，面色㿠白，倦怠便溏，舌淡苔白，脉缓或濡弱
气滞	（胁肋胀闷不舒）

【组成】白术土炒，一两（30g） 山药炒，一两（30g） 人参二钱（6g） 白芍酒炒，五钱（15g） 车前子酒炒，三钱（9g） 苍术制，二钱（9g） 甘草一钱（3g） 陈皮五分（2g） 黑芥穗五分（2g） 柴胡六分（2g）

【用法】水煎服。

歌　诀　完带汤中用白术，山药人参白芍辅，
　　　　　　苍术车前黑芥穗，陈皮甘草与柴胡。

2. 九仙散

【病机】　　　　　　　　　六经

里证：痰湿、津液虚、脱证　"太阴病"

【药证】

里证：痰湿	款冬花、桑白皮、贝母、桔梗
津液虚	阿胶、人参
脱证	罂粟壳、五味子、乌梅

【症状】

里证：痰湿	痰少而黏，（舌苔白）
津液虚	（口干不欲饮），脉虚数
脱证	久咳不已，咳甚则气喘自汗

【组成】人参、款冬花、桑白皮、桔梗、五味子、阿胶、乌梅各一两（各30g） 贝母半两（15g） 罂粟壳去顶，蜜炒黄，八两（240g）

【用法】上为细末，每服三钱（9g），白汤点服，嗽止后服。（现代用法：为末，每服9g，温开水送下。亦可作汤剂，水煎服，用量按原方比例酌定）

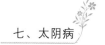

歌　诀　九仙罂粟乌梅味，参胶桑皮款桔贝。

3. 紫金锭

【病机】	六经
里证：痰湿、闭证	"太阴病"

【药证】

里证：痰湿	雄黄、文蛤、山慈菇、大戟、千金子、朱砂
闭证	麝香

【症状】

里证：痰湿	脘腹胀闷疼痛，恶心呕吐，泄泻，痢疾，舌润，苔厚腻或浊腻
闭证	（突然昏倒，不省人事）

【组成】雄黄一两（30g）　文蛤一名五倍子，捶碎，洗净，焙，三两（90g）　山慈菇去皮，洗净，焙，二两（60g）　红芽大戟净，焙干燥，一两半（45g）　千金子一名续随子，去壳，研，去油取霜，一两（30g）　朱砂五钱（15g）　麝香三钱（9g）

【用法】上除雄黄、朱砂、千金子、麝香另研外，其余三味为细末，却入前四味再研匀，以糯米糊和剂，杵千余下，作饼子四十个，如钱大，阴干。体实者一饼作二服，体虚者一饼作三服，凡服此丹但得通利一二行，其效尤速；如不要行，以米粥补之。若用涂疮，立消。孕妇不可服。（现代用法：上为细末，糯米糊作锭。外用，磨水外搽，涂于患处，每日 3 ～ 4 次。内服，1 ～ 3 岁，每次 0.3 ～ 0.5g；4 ～ 7 岁，每次 0.7 ～ 0.9g；8 ～ 10 岁，每次 1.0 ～ 1.2g；11 ～ 14 岁，每次 1.3 ～ 1.5g；15 岁以上，每次 1.5g。每日 2 ～ 3 次，温开水送服）

---

4. 枳实薤白桂枝汤

【病机】	六经
里证：痰湿、气滞	"太阴病"

【药证】

里证：痰湿	薤白、瓜蒌

气滞   枳实、厚朴、桂枝

【症状】

里证：痰湿   喘息咳唾，舌苔白腻，脉沉弦或紧

气滞   （胸膈痞闷，脘腹胀痛）胸满而痛，甚或胸

痛彻背，短气，气从胁下冲逆，上攻心胸

【组成】枳实四枚（12g） 厚朴四两（12g） 薤白半升（9g） 桂枝一两（6g） 瓜蒌一枚，

捣（12g）

【用法】以水五升，先煮枳实、厚朴，取二升，去滓，内诸药，煮数沸，分三次

温服。（现代用法：水煎服）

歌　诀   枳实薤白桂枝汤，厚蒌合治胸痹方。

5. 瓜蒌薤白白酒汤

【病机】   六经

里证：痰湿   "太阴病"

【药证】

里证：痰湿   薤白、瓜蒌、白酒

【症状】

里证：痰湿   胸部满痛，甚至胸痛彻背，喘息咳唾，短

气，舌苔白腻，脉沉弦或紧

【组成】栝楼实一枚（12g） 薤白半升（12g） 白酒七升（适量）

【用法】三味同煮，取二升，分温再服。（现代用法：用适量黄酒加水煎服）

---

6. 瓜蒌薤白半夏汤

【病机】   六经

里证：痰湿   "太阴病"

【药证】

里证：痰湿   薤白、瓜蒌、半夏、白酒

【症状】

里证：痰湿　　　　　　　　　胸痛彻背，不能安卧，（胸部满痛，喘息咳唾，短气，舌苔白腻，脉沉弦或紧）

【组成】栝楼实一枚（12g），捣　薤白三两（9g）　半夏半升（12g）　白酒一斗（适量）

【用法】四味同煮，取四升，温服一升，日三服。（现代用法：用黄酒适量，加水煎服）

胡希恕

【临床大师胡希恕医案解析】

安某，女性，74 岁，1965 年 6 月 14 日初诊。患心绞痛 1 年多，常胸前剧痛，每发作则不能平卧，呼吸困难，大汗出，经常服用硝酸甘油、氨茶碱，大便干，口干不思饮，苔白厚，脉弦细。

本书作者解析：患者苔白厚、脉弦细、大便干、口干不思饮考虑为痰湿内阻之太阴病，而患者患心绞痛有 1 年多且常感胸前剧痛，则考虑有瘀血阻络之证。

胡老选用瓜蒌薤白半夏汤加陈皮化痰祛湿，枳实、白芍、桃仁、桂枝活血通络，疏方：瓜蒌 45g，薤白 27g，半夏 70g，白酒 60ml，桂枝 10g，枳实 10g，桃仁 10g，陈皮 30g，白芍 12g。以水煎服。

结果：上药服 3 剂，痛减，但小有劳则发心区痛，上方加茯苓 12g，继服 6 剂，胸痛时作时休，仍以上方稍加减，服 1 个月后，胸痛不再发作。

7. 半夏厚朴汤

【病机】　　　　　　　　　　六经

里证：痰湿、气滞　　　　　　"太阴病"

【药证】

里证：痰湿　　　　　　　　　半夏、茯苓、生姜

　　　气滞　　　　　　　　　厚朴、苏叶

【症状】

里证：痰湿	咽中如有物阻，咯吐不出，吞咽不下，或咳或呕，舌苔白润或白滑，脉弦缓或弦滑
气滞	胸膈满闷

【组成】 半夏一升（12g） 厚朴三两（9g） 茯苓四两（12g） 生姜五两（15g） 苏叶二两（6g）

【用法】 以水七升，煮取四升，分温四服，日三夜一服。（现代用法：水煎服）

歌 诀 半夏厚朴苓姜苏。

【临床大师胡希恕医案解析】

黄某，女性，38岁，1966年2月12日初诊。咳嗽1周，服汤药数剂而不效，吐白痰，咽痒胸闷，口干不欲饮，两胁胀，苔白厚腻，脉滑细。

胡希恕

本书作者解析：患者咳嗽、吐白痰、咽痒、口干不欲饮、苔白厚腻、脉滑细考虑为痰湿内蕴之太阴病，胸闷、两胁胀考虑为痰阻气滞所致，综合辨证为痰气互结之太阴病。

胡老选用半夏厚朴汤理气化痰止咳，加用桔梗、杏仁、橘皮加强化痰止咳之功，疏：半夏12g，厚朴10g，茯苓12g，苏子10g，橘皮15g，杏仁10g，桔梗10g，生姜15g。

结果：上药服2剂，咳即止。

8. 小半夏汤

【病机】	六经
里证：痰饮	"太阴病"
【药证】	
里证：痰饮	半夏、生姜

【症状】

里证：痰饮	呕吐痰涎，口不渴，或干呕呃逆，谷不得下，小便自利，舌苔白滑

【组成】 半夏一升（20g）　生姜半斤（10g）

【用法】 以水七升，煮取一升半，分温再服。

9.大半夏汤

【病机】　六经

里证：痰饮　　　"太阴病"

【药证】

里证：痰饮　　　半夏、人参、白蜜

【症状】

里证：痰饮　　　朝食暮吐，或暮食朝吐，宿谷不化，吐后转舒，神疲乏力，面色少华，肢体羸弱，大便燥结如羊屎状，舌淡红，苔少，脉细弱

【组成】 半夏二升（15g），洗完用　人参三两（9g）　白蜜一升（9g）

【用法】 以水一斗二升，和蜜扬之二百四十遍，煮药取二升半，温服一升，余分再服。

刘渡舟

【临床大师刘渡舟医案解析】

张某，男，24岁，武警战士。1991年5月8日初诊。患青光眼半月余，眼痛，视力急剧下降，头痛剧烈，如束铁箍，恶心而呕吐频作，且控制不住，大便偏干。查眼压：左眼37mmH$_2$O，右眼32mmH$_2$O。舌质红，苔白腻，脉来弦滑。

本书作者解析：患者苔白腻、脉来弦滑、舌质红、大便偏干考虑为痰饮内停之太阴病，而患者眼痛、头痛剧烈、恶心而呕吐频作且控制不住考虑为痰饮上冲所致。

刘老急疏《金匮》大半夏汤：半夏20g，生姜30g，党参12g，蜂蜜50g。于蜂蜜中加两大碗水，以勺扬之约十余分钟后煮药，温服。

结果：5月15日二诊，服药后，1周内仅呕吐1次，查眼压，左眼28mmH₂O，右眼26mmH₂O。两目充血，低头时眼胀，大便正常。舌苔白略腻，脉弦。药已奏效，守方续进7剂，患者头痛、眼胀、呕吐诸症悉除。查眼压，左眼21mmH₂O，右眼18mmH₂O，已属正常。

10. 小活络丹

【病机】	六经
里证：痰湿、血瘀	"太阴病"

【药证】	
里证：痰湿	川乌、草乌、天南星
血瘀	乳香、没药、地龙

【症状】	
里证：痰湿	腰腿沉重，或腿臂间作痛，苔白，脉沉弦
血瘀	肢体筋脉疼痛，麻木拘挛，关节屈伸不利，疼痛游走不定，舌淡紫，脉涩

【组成】川乌炮，去皮、脐、草乌炮，去皮、脐、地龙去土、天南星炮，各六两（各180g）乳香研、没药研，各二两二钱（各66g）

【用法】上为细末，入研药和匀，酒面糊为丸，如梧桐子大。每服二十丸（3g），空心，日午冷酒送下，荆芥汤送下亦可。（现代用法：以上6味，粉碎成细末，过筛，加炼蜜制成大蜜丸，每丸重3g，每次1丸，每日2次，用陈酒或温开水送服；亦可作汤剂，剂量按比例酌减，川乌、草乌先煎30分钟）

歌　诀　小活络丹天南星，二乌乳没与地龙。

11. 牵正散

【病机】	六经

里证：痰湿、血瘀	"太阴病"

【药证】

里证：痰湿	白附子、白僵蚕
血瘀	全蝎

【症状】

里证：痰湿、血瘀	口眼歪斜，或面肌抽动，舌淡红，苔白

【组成】白附子、白僵蚕、全蝎去毒，各等分，并生用

【用法】上为细末。每服一钱（3g），热酒调下，不拘时候（现代用法：共为细末，每次服 3g，日服 2～3 次，温酒送服；亦可作汤剂，用量按原方比例酌定）。

歌　诀　牵正散是杨家方，全蝎僵蚕白附襄。

12. 玉真散

【病机】　六经

里证：痰湿	"太阴病"

【药证】

里证：痰湿	白附子、南星、羌活、防风、白芷、天麻

【症状】

里证：痰湿	牙关紧闭，口撮唇紧，身体强直，角弓反张，甚则咬牙缩舌，（舌淡，苔白），脉弦紧

【组成】南星、防风、白芷、天麻、羌活、白附子各等分

【用法】上为细末，每服二钱（6g），热酒一盅调服，更敷伤处。若牙关紧闭，腰背反张者，每服三钱（9g），用热童便调服。（现代用法：共为细末，每次 3～6g，每日 3 次，用热酒或童便调服；外用适量，敷患处。亦可作汤剂，用量酌定。服药后须盖被取汗，并宜避风）

歌　诀　玉真散治破伤风，牙关紧闭体张弓，
　　　　　星麻白附羌防芷，外敷内服一方通。

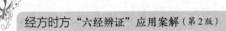

13. 平胃散

【病机】	六经
里证：痰湿	"太阴病"

【药证】	
里证：痰湿	苍术、厚朴、陈皮、甘草、生姜、大枣

【症状】	
里证：痰湿	脘腹胀满，不思饮食，口淡无味，恶心呕吐，嗳气吞酸，肢体沉重，怠惰嗜卧，常多自利，舌苔白腻而厚，脉缓

【组成】苍术去黑皮，捣为粗末，炒黄色，四两（120g） 厚朴去粗皮，涂生姜汁，炙令香熟，三两（90g） 陈橘皮洗令净，焙干，二两（60g） 甘草炙黄，一两（30g）

【用法】上为散。每服二钱（6g），水一中盏，加生姜二片，大枣二枚，同煎至六分，去滓，食前温服。（现代用法：共为细末，每服 4～6g，姜枣煎汤送下；或作汤剂，水煎服，用量按原方比例酌减）

歌　诀　平胃苍朴草陈皮。

14. 四苓散

【病机】	六经
里证：水湿	"太阴病"

【药证】	
里证：水湿	猪苓、泽泻、白术、茯苓

【症状】	
里证：水湿	小便赤少，大便溏泄，（舌苔白）

【组成】白术、茯苓、猪苓各一两半（各45g） 泽泻二两半（75g）

【用法】四味共为末，每次12g，水煎服。

15. 胃苓汤

【病机】	六经
里证：水湿	"太阴病"

【药证】

里证：水湿	猪苓、泽泻、白术、茯苓、桂枝、苍术、陈皮、厚朴、炙甘草

【症状】

里证：水湿	夏秋之间，脾胃伤冷，水谷不分，泄泻如水，以及水肿、腹胀、小便不利，（舌苔白腻而厚，脉缓）

【组成】苍术去黑皮，捣为粗末，炒黄色，四两（120g）厚朴去粗皮，涂生姜汁，炙令香熟，三两（90g）陈橘皮洗令净，焙干，二两（60g）甘草炙黄，一两（30g）猪苓十八铢（9g），去皮　泽泻一两六铢（15g）白术十八铢（9g）茯苓十八铢（9g）桂枝半两（6g），去皮

【用法】上二药合和，苏子、乌梅煎汤送下，未效，加木香、缩砂、白术、丁香煎服。

16. 五皮散

【病机】	六经
里证：水湿、气滞	"太阴病"

【药证】

里证：水湿	生姜皮、桑白皮、茯苓皮
气滞	陈皮、大腹皮

【症状】

里证：水湿	一身悉肿，肢体沉重，小便不利，以及妊娠水肿，苔白腻，脉沉缓
气滞	心腹胀满，上气喘急

【组成】生姜皮、桑白皮、陈橘皮、大腹皮、茯苓皮各等分（各9g）

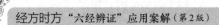

【用法】上为粗末，每服三钱（9g），水一盏半，煎至八分，去滓，不拘时候温服，忌生冷油腻硬物。（现代用法：水煎服）

歌　诀　　五皮散用五般皮，苓腹陈姜桑白齐。

17. 苓桂术甘汤

【病机】	六经
里证：水湿、气逆	"太阴病"

【药证】

里证：水湿	茯苓、白术、甘草
气逆	桂枝

【症状】

里证：水湿	舌苔白滑，脉弦滑或沉紧
气逆	胸胁胀满，目眩心悸，短气而咳

【组成】茯苓四两（12g）桂枝去皮，三两（9g）白术二两（6g）甘草炙，二两（6g）

【用法】上四味，以水六升，煮取三升，去滓，分温三服。（现代用法：水煎服）

胡希恕

【临床大师胡希恕医案解析】

刘某，女，19岁，1977年10月3日初诊。2个月来耳鸣耳聋，鸣甚则头眩，舌苔白，脉沉细。

本书作者解析：患者脉沉细、舌苔白考虑为水湿内蕴之太阴病，而耳鸣耳聋、头眩考虑为水湿夹气上逆之证。

胡老选用苓桂术甘汤，疏方：桂枝10g，茯苓18g，苍术10g，炙甘草6g。

结果：上药连服8剂，耳聋好转，头已不晕，耳鸣大有好转。原方增桂枝为12g、茯苓为24g，又服6剂痊愈。

18. 二陈汤

【病机】	六经
里证：痰湿	"太阴病"

【药证】

里证：痰湿	陈皮、半夏、茯苓、甘草、生姜、乌梅

【症状】

里证：痰湿	咳嗽痰多，色白易咯，恶心呕吐，胸膈痞闷，肢体困重，或头眩心悸，舌苔白滑或腻，脉滑

【组成】半夏_{汤洗七次}、橘红各五两（各15g）　白茯苓三两（9g）　甘草_{炙，一两半}（4.5g）

【用法】上药叹咀，每服四钱（12g），用水一盏，生姜七片，乌梅一个，同煎六分，去滓，热服，不拘时候。（现代用法：加生姜7片、乌梅1个，水煎温服）

歌　诀　二陈汤用半夏陈，苓草梅姜一并存。

岳美中

【临床大师岳美中医案解析】

咬牙一证，多见于小儿虫积，成年人则很少见。1974年2月22日，友人宋某携其子来访，诉其子已25岁，每夜入睡后，即上下齿相切磋，震震有声，可闻于户外，同屋之人，往往惊醒，自己殊以为苦。切其脉滑象显露，望其体肥壮，面色光亮。

本书作者解析：患者脉滑、形体肥胖，可考虑为痰湿内蕴之太阴病，而磨牙可考虑为痰湿阻碍经络，气机不畅所致。

岳老选用二陈汤加味，疏方：法半夏9g，云茯苓9g，化橘红9g，炙甘草6g，焦荷叶9g。水煎服10剂，以观后效。

结果：服5剂后，咬牙声即减少，10剂服完，同屋之人已不复闻其齿牙相击声了。嘱再服数剂，以巩固疗效。

19. 导痰汤

【病机】	六经
里证：痰湿	"太阴病"

【药证】	
里证：痰湿	陈皮、半夏、茯苓、天南星、枳实、生姜

【症状】	
里证：痰湿	头目眩晕，或痰饮壅盛，胸膈痞塞，胁肋胀满，头痛呕逆，喘急痰嗽，涕唾稠黏，舌苔厚腻，脉滑

【组成】半夏四两（120g），汤洗七次　天南星一两（30g），细切，姜汁浸　枳实去瓤，一两（30g）　橘红一两（30g）　赤茯苓一两（30g）

【用法】上为粗末。每服三大钱（9g），水二盏，生姜十片，煎至一盏，去滓，食后温服。（现代用法：加生姜4片，水煎服，用量按原方比例酌减）

20. 涤痰汤

【病机】	六经
里证：痰湿、闭证	"太阴病"

【药证】	
里证：痰湿	陈皮、半夏、枳实、茯苓、天南星、竹茹、人参、甘草
闭证	石菖蒲

【症状】	
里证：痰湿	喉中痰鸣，辘辘有声，舌苔白腻，脉沉滑或沉缓
闭证	舌强不能言

【组成】南星姜制、半夏汤洗七次，各二钱半（各7.5g）　枳实麸炒，二钱（6g）　茯苓去皮，二钱（6g）　橘红一钱半（4.5g）　石菖蒲、人参各一钱（各3g）　竹茹七分（2g）　甘草半钱（1.5g）

【用法】上作一服。水二盅，生姜五片，煎至一盅，食后服。（现代用法：加生姜3片，水煎服）

21. 金水六君煎

【病机】	六经
里证：痰湿、津液虚	"太阴病"

【药证】

里证：痰湿	陈皮、半夏、茯苓、甘草、生姜
津液虚	熟地、当归

【症状】

里证：痰湿	咳嗽呕恶，喘急痰多，痰带咸味，舌质红，苔白滑或薄腻
津液虚	咽干口燥，自觉口咸

【组成】当归二钱（6g）　熟地三五钱（9～15g）　陈皮一钱半（4.5g）　半夏二钱（6g）　茯苓二钱（6g）　炙甘草一钱（3g）

【用法】水二盅，生姜三五七片，煎七八分，食远温服。

22. 温胆汤

【病机】	六经
里证：痰湿	"太阴病"

【药证】

里证：痰湿	陈皮、半夏、茯苓、枳实、竹茹、甘草、生姜

【症状】

里证：痰湿	胆怯易惊，头眩心悸，心烦不眠，夜多异梦，或呕恶呃逆，眩晕，癫痫，苔白腻，脉弦滑

【组成】半夏汤洗七次、竹茹、枳实麸炒，去瓤，各二两（各60g）　陈皮三两（90g）

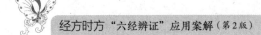

甘草一两（30g），炙　茯苓一两半（45g）

【用法】上锉为散。每服四大钱（12g），水一盏半，加生姜五片，大枣一枚，煎七分，去滓，食前服。（现代用法：加生姜5片，大枣1枚，水煎服，用量按原方比例酌减）

歌　诀　温胆夏茹枳陈助，佐以茯草姜枣煮。

【临床大师刘渡舟医案解析】

刘渡舟

钱某，女，52岁，湖北潜江县人。患惊悸胆怯，最怕天空打雷声音，每于阴云密布、雷霆将作之时，令其子女环守身旁，执其手，捂其头，始觉心情安宁，否则一声雷响，则昏绝仆地，不知人事。患者身体肥硕，经常头晕，胸满，呕吐痰涎，睡眠极差。舌体胖大，舌苔微黄，脉来沉弦而滑。

本书作者解析：患者舌体胖大、身体肥硕、经常头晕、胸满、呕吐痰涎、睡眠极差考虑为痰湿内蕴，患者舌苔微黄、脉来沉弦而滑，有化热趋向。

又因患者惊悸胆怯，刘老选用温胆汤加朱砂粉、琥珀、珍珠母、龙齿化痰镇惊，疏方：竹茹20g，半夏18g，陈皮12g，生姜14g，枳实10g，茯苓20g，朱砂粉（分冲）1g，琥珀10g，珍珠母30g，龙齿15g。

结果：服10余剂，头晕、胸满、呕吐、失眠等症皆愈。闻雷声亦不知恐惧，从此惊悸胆怯之症痊愈。

23.十味温胆汤

【病机】	六经
里证：痰湿、津液虚	"太阴病"

【药证】

里证：痰湿	陈皮、半夏、茯苓、枳实、甘草、生姜
津液虚	熟地、五味子、酸枣仁、人参、远志

【症状】

里证：痰湿	触事易惊，惊悸不眠，四肢浮肿，饮食无

	味，胸中烦闷，坐卧不安，舌淡苔腻，脉沉缓
津液虚	夜多噩梦，短气自汗，耳鸣目眩

【组成】半夏汤洗七次、枳实去瓤，切，麸炒、陈皮去白，各三两（各90g）白茯苓去皮，一两半（45g）酸枣仁微炒、大远志去心、甘草水煮，姜汁炒，各一两（各30g）北五味子、熟地黄切，酒炒、条参各一两（各30g）粉草五钱（15g）

【用法】上锉散，每服四钱（12g），水盏半，姜五片，枣一枚煎，不以时服。

24. 三子养亲汤

【病机】 　　　　　　　　六经

里证：痰湿 　　　　　　　　"太阴病"

【药证】

里证：痰湿 　　　　　　　　苏子、白芥子、莱菔子

【症状】

里证：痰湿 　　　　　　　　咳嗽喘逆，痰多胸痞，食少难消，（口不渴），舌苔白腻，脉滑

【组成】紫苏子（9g）白芥子（9g）莱菔子（9g）（原书未著剂量）

【用法】上药各洗净，微炒，击碎。看何证多，则以所主者为君，余次之。每剂不过三钱（9g），用生绢小袋盛之，煮作汤饮，代茶水啜用，不宜煎熬太过。（现代用法：三药微炒，捣碎，布包微煮，频服）

歌　诀 　三子养亲芥苏莱。

25. 半夏白术天麻汤

【病机】 　　　　　　　　六经

里证：痰湿、内风 　　　　　"太阴病"

【药证】

里证：痰湿 　　　　　　　　半夏、白术、陈皮、茯苓、甘草、生姜、大枣

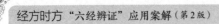

内风	天麻

【症状】

里证：痰湿	胸膈痞闷，恶心呕吐，舌苔白腻，脉弦滑
内风	眩晕，头痛

【组成】 半夏一钱五分（4.5g） 天麻、茯苓、橘皮各一钱（各3g） 白术三钱（9g） 甘草五分（1.5g）

【用法】 生姜一片，大枣二枚，水煎服。（现代用法：加生姜1片、大枣2枚，水煎服）

歌　诀 半夏白术天麻汤，苓草橘红大枣姜。

【临床大师刘渡舟医案解析】

　　刘某，女，34岁。主诉：胸闷，善太息，心烦，咳嗽，短气，情怀抑郁，默默寡欢，头晕，舌淡红，苔白腻，脉弦滑。

刘渡舟

　　本书作者解析：患者舌淡红、苔白腻、脉弦滑、心烦、咳嗽、短气为痰湿内蕴之证；头晕为内风所致。胸闷、善太息、情怀抑郁、默默寡欢、脉弦考虑为气机郁滞所致的少阳病，综合辨证为少阳病夹痰。

　　治疗上刘老以柴胡、香附、青皮行气解郁以和解少阳，半夏白术天麻汤合全瓜蒌、杏仁化痰平息内风，故疏方：柴胡10g，香附10g，青皮10g，白术12g，天麻10g，半夏12g，茯苓15g，陈皮10g，炙甘草6g，全瓜蒌9g，杏仁6g。

　　结果：服药3剂，心胸开朗，继服12剂，病告痊愈。

26. 保和丸

【病机】 六经

里证：食积、痰湿	"太阴病"

【药证】

里证：食积	山楂、神曲、莱菔子、连翘

痰湿	陈皮、半夏、茯苓

【症状】

里证：食积	嗳腐吞酸，恶食呕逆
痰湿	脘腹痞满胀痛，或大便泄泻，舌苔厚腻，脉滑

【组成】山楂六两（180g） 神曲二两（60g） 半夏、茯苓各三两（各90g） 陈皮、连翘、莱菔子各一两（各30g）

【用法】上为末，炊饼为丸，如梧桐子大，每服七八十丸（9g），食远白汤下。（现代用法：共为末，水泛为丸，每服6～9g，温开水送下。亦可水煎服，用量按原方比例酌减）

歌 诀 保和山楂莱菔曲，夏陈茯苓连翘取。

27. 健脾丸

	六经
【病机】	
里证：食积、痰湿、气滞	"太阴病"

【药证】

里证：食积	山楂、麦芽、神曲、黄连
痰湿	白术、茯苓、人参、山药、肉豆蔻、甘草
气滞	木香、砂仁、陈皮

【症状】

里证：食积	食少难消，（嗳腐吞酸，恶食呕逆）
痰湿	大便溏薄，倦怠乏力，苔腻微黄，脉虚弱
气滞	脘腹痞闷

【组成】白术炒，二两半（75g） 木香另研、黄连酒炒、甘草各七钱半（各22g） 白茯苓去皮，二两（60g） 人参一两五钱（45g） 神曲炒、陈皮、砂仁、麦芽炒取面、山楂取肉、山药、肉豆蔻面裹煨热，纸包槌去油，各一两（各30g）

【用法】上为细末，蒸饼为丸，如绿豆大，每服五十丸，空心服，一日2次，陈

米汤下。（现代用法：共为细末，糊丸或水泛小丸，每服 6～9g，温开水送下，每日 2 次）

歌　诀　健脾参术苓草陈，肉蔻香连合砂仁，
　　　　　　楂肉山药曲麦炒，消补兼施不伤正。

28. 枳术丸

【病机】	六经
里证：痰湿	"太阴病"

【药证】

里证：痰湿	枳实、白术

【症状】

里证：痰湿	胸脘痞满，不思饮食，（苔淡苔白腻，脉虚弱）

　　【组成】枳实炒，一两（30g）　白术二两（60g）

　　【用法】同为极细末，荷叶裹烧饭为丸，如梧桐子大，每服五十丸，多用白汤下，无时。（现代用法：共为末，糊丸，每服 6～9g，荷叶煎汤或温开水送下，每日 2 次）

（四）里证：津液虚

1. 五仁丸

【病机】	六经
里证：津液虚、气滞	"太阴病"

【药证】

里证：津液虚	桃仁、杏仁、松子仁、柏子仁、郁李仁
气滞	陈皮

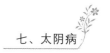

【症状】

里证：津液虚	大便艰难，年老及产后血虚便秘，舌燥少津，脉细涩
气滞	（脘腹胀满）

【组成】桃仁、杏仁麸炒，去皮尖，各一两（各30g） 松子仁一钱二分半（5g） 柏子仁半两（15g） 郁李仁一钱（3g） 陈皮另研末，四两（120g）

【用法】将五仁别研为膏，入陈皮末同研匀，炼蜜为丸，如梧桐子大，每服五十丸（9g），食前米饮下。（现代用法：五仁研为膏，陈皮为末，炼蜜为丸，每服9g，每日1～2次温开水送下）

2. 生脉散

【病机】 六经

里证：津液虚	"太阴病"

【药证】

里证：津液虚	人参、麦冬、五味子

【症状】

里证：津液虚	汗多神疲，体倦乏力，气短懒言，咽干口渴，舌干红少苔，脉虚数。或干咳少痰，短气自汗，口干舌燥，脉虚细

【组成】人参五分（9g） 麦冬五分（9g） 五味子七粒（6g）

【用法】长流水煎，不拘时服。（现代用法：水煎服）

歌 诀 "人五麦"。

刘渡舟

【临床大师刘渡舟医案解析】

盛某，男，65岁。1994年12月8日就诊。有冠心病史。每遇入冬，天气严寒之时，出现心律过缓，不满40次，心悸不安，胸中憋闷，后背恶寒。视其舌淡嫩、苔白，切其脉沉迟无力。

221

本书作者解析：患者脉沉迟无力、舌淡嫩、苔白、后背恶寒考虑为表虚寒之少阴病，心悸不安、胸中憋闷考虑为津液不足之证。

刘老用麻黄附子细辛汤解少阴之虚寒，生脉散补充津液之不足，疏方：附子12g，麻黄3g，细辛3g，红人参12g，麦冬20g，五味子10g。

结果：服尽3剂，脉增至一息四至。又服3剂，则心悸、气短、胸满、背寒等症消除，脉搏增至一息五至而愈。

3. 左归丸

【病机】	六经
里证：津液虚	"太阴病"

【药证】	
里证：津液虚	熟地、山茱萸、山药、牛膝、鹿角胶、龟板胶、菟丝子、枸杞

【症状】	
里证：津液虚	头晕目眩，腰酸腿软，遗精滑泄，自汗盗汗，口燥舌干，舌红少苔，脉细

【组成】大怀熟地八两（240g）　山药炒，四两（120g）　枸杞四两（120g）　山茱萸四两（120g）　川牛膝酒洗，蒸熟，三两（90g）　鹿角胶敲碎，炒珠，四两（120g）　龟板胶切碎，炒珠，四两（120g）　菟丝子制，四两（120g）

【用法】上先将熟地蒸烂，杵膏，炼蜜为丸，如梧桐子大。每食前用滚汤或淡盐汤送下百余丸（9g）。（现代用法：亦可水煎服，用量按原方比例酌减）

歌　诀　左归丸内山药地，萸肉枸杞与牛膝，
　　　　　　菟丝龟鹿二胶合，壮水之主方第一。

4. 左归饮

【病机】	六经
里证：津液虚	"太阴病"

【药证】

里证：津液虚	熟地、山茱萸、山药、枸杞子、茯苓、甘草

【症状】

里证：津液虚	腰酸遗泄，盗汗，口燥咽干，口渴欲饮，舌尖红，脉细数

【组成】熟地二三钱或加至一二两（9～30g）山药、枸杞子各二钱（各6g）炙甘草一钱（3g）茯苓一钱半（4.5g）山茱萸一二钱（3～6g），畏酸者少用之

【用法】以水二盅，煎至七分，食远服。

---

5. 一贯煎

【病机】

	六经
里证：津液虚、气滞	"太阴病"

【药证】

里证：津液虚	北沙参、麦冬、当归、生地黄、枸杞子
气滞	川楝子

【症状】

里证：津液虚	咽干口燥，舌红少津，脉细弱或虚弦
气滞	胸脘胁痛，吞酸吐苦

【组成】北沙参、麦冬、当归身（各9g）生地黄（18～30g）枸杞子（9～18g）川楝子一钱半（4.5g）（原书未著用量）

【用法】水煎服。

歌　诀　一贯煎中生地黄，归杞沙参麦冬藏，
少佐川楝泄肝气，阴虚肝郁是妙方。

刘渡舟

【临床大师刘渡舟医案解析】

李某，男，35岁，北京人。患慢性迁延性肝病，服药200余剂，效果不显。观其所服之方，不外疏肝理气而已。其人两胁闷痛，脘腹胀满，呃逆时作，嗝嗝有声，饮食衰少，体力日渐虚衰，夜晚则口干咽燥，手足心热。诊其脉左弦而右滑，视其舌光红如绵而无苔。

本书作者解析：患者舌光红如绵而无苔、夜晚则口干咽燥，手足心热考虑为津液亏虚之太阴病，同时患者两胁闷痛、脘腹胀满、呃逆时作、嗝嗝有声、饮食衰少、体力日渐虚衰考虑为气滞。

刘老选用滋阴增液理气解郁之一贯煎加减，疏方：川楝子10g，白芍12g，麦冬30g，川石斛15g，青皮9g，荷蒂9g，玉竹15g，沙参15g，川贝6g，木瓜10g。

结果：服3剂药后，呃逆明显减少，口舌干燥、五心烦热亦有所减轻，乃守上方加减进退。并嘱勿食辛辣食品。服至20余剂，症状皆除。

6. 桑螵蛸散

【病机】	六经
里证：津液虚、气虚、脱证	"太阴病"

【药证】

里证：津液虚	龟板、当归、远志、菖蒲
气虚	人参、茯神
脱证	桑螵蛸、龙骨

【症状】

里证：津液虚	心神恍惚，健忘
气虚	（纳差，神疲乏力），舌淡苔白，脉细弱
脱证	小便频数，或尿如米泔色，或遗尿，或遗精

【组成】 桑螵蛸、远志、菖蒲、龙骨、人参、茯神、当归、龟甲酥炙，以上各一两

（各30g）

【用法】上为末，夜卧人参汤调下二钱（6g）。（现代用法：除人参外，共研细末，每服6g，睡前以人参汤调下；亦作汤剂，水煎，睡前服，用量按原方比例酌定）

歌　诀　桑螵蛸散龙龟甲，参归茯神菖远加。

7. 固冲汤

【病机】	六经
里证：津液虚、气虚、脱证	"太阴病"

【药证】

里证：津液虚	（山茱萸）、白芍、茜草
气虚	黄芪、白术
脱证	山萸肉、龙骨、牡蛎、海螵蛸、棕榈炭、五倍子

【症状】

里证：津液虚	色淡质稀，头晕肢冷，舌淡，脉微弱
气虚	心悸气短，神疲乏力，腰膝酸软（纳差，神疲乏力）
脱证	猝然血崩或月经过多，或漏下不止

【组成】白术炒，一两（30g）　生黄芪六钱（18g）　龙骨煅，捣细，八钱（24g）　牡蛎煅，捣细，八钱（24g）　萸肉去净核，八钱（24g）　生杭芍四钱（12g）　海螵蛸捣细，四钱（12g）　茜草三钱（9g）　棕榈炭二钱（6g）　五倍子轧细，药汁送服，五分（15g）

【用法】水煎服。

歌　诀　固冲芪术山萸芍，龙牡倍棕茜海蛸。

8. 柏子养心丸

【病机】	六经
里证：津液虚	"太阴病"

【药证】

里证：津液虚	柏子仁、枸杞子、麦冬、当归、石菖蒲、

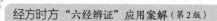

茯神、玄参、熟地、甘草

【症状】

里证：津液虚　　　　　精神恍惚，惊悸怔忡，夜寐多梦，健忘盗
汗，舌红少苔，脉细而数

【组成】柏子仁四两（120g）枸杞子三两（90g）麦冬、当归、石菖蒲、茯神各一两
（各30g）玄参、熟地黄各二两（各60g）甘草五钱（15g）

【用法】蜜丸，梧桐子大，每服四五十丸（9g）。

9. 孔圣枕中丹

【病机】　　　　　　　　六经

里证：津液虚　　　　　　"太阴病"

【药证】

里证：津液虚　　　　　　龟甲、龙骨、远志、菖蒲

【症状】

里证：津液虚　　　　　　健忘失眠，心神不安，或头目眩晕，舌红
苔薄白，脉细弦

【组成】龟甲、龙骨、远志、菖蒲各等分

【用法】上为末，食后服方寸匕（3g），一日三次，黄酒送服，常服令人大聪。

10. 酸枣仁汤

【病机】　　　　　　　　六经

里证：津液虚、（实热）　　"太阴病"

【药证】

里证：津液虚　　　　　　酸枣仁、茯苓、甘草、川芎

（实热）　　　　　　　知母

【症状】

里证：津液虚　　　　　　虚烦失眠，心悸不安，头目眩晕，脉细

（实热）　　　　　　　咽干口燥，舌红，脉弦

【组成】酸枣仁炒，二升（15g）　甘草一两（3g）　知母二两（6g）　茯苓二两（6g）　川芎二两（6g）

【用法】上五味，以水八升，煮酸枣仁得六升，内诸药，煮取三升，分温三服。（现代用法：水煎，分3次温服）

歌　诀　"芎酸苓知草"。

胡希恕

【临床大师胡希恕医案解析】

张某，女性，65岁，1965年12月13日初诊。多年失眠，久治无效。现症：头晕、口干、心悸、心烦、汗出，轻时虽得暂时入睡，但梦扰连绵，重时则连续一两日不得暂时入眠，苔白，舌质红而少津，脉象虚数，左手为甚。

本书作者解析：患者头晕、口干、心悸、苔白、舌质红而少津、脉象虚数、左手为甚、心烦、汗出考虑为津液亏虚之太阴病。

因患者以失眠为主证，胡老选用酸枣仁汤加生龙牡，疏方：酸枣仁30g，知母12g，茯苓15g，川芎10g，炙甘草6g，生牡蛎24g，生龙骨12g。

结果：上药服3剂后，睡眠已稍安，但心悸、心烦、自汗出、头晕、口干不欲饮等仍明显，上方加当归10g，白芍12g，桂枝10g，白术10g，继服3剂，一切症状均消。

11. 镇肝熄风汤

【病机】		六经
里证：津液虚、气滞、内风		"太阴病"

【药证】

里证：津液虚	玄参、天冬、白芍、龟板、甘草
气滞	茵陈、川楝子、生麦芽
内风	生龙骨、生牡蛎、生赭石、怀牛膝

【症状】

里证：津液虚	（口干，舌红少苔，尺脉沉细无力）

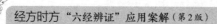
气滞	时常嗳气，（胁肋胀痛）
内风	头目眩晕，目胀耳鸣，脑部热痛，面色如醉，心中烦热，或肢体渐觉不利，口眼渐形歪斜，甚或眩晕颠仆，昏不知人，移时始醒，或醒后不能复元，脉弦长有力

【组成】怀牛膝一两（30g）　生赭石一两（30g），轧细　生龙骨五钱（15g），捣碎　生牡蛎五钱（15g），捣碎　生龟板五钱（15g），捣碎　生杭芍五钱（15g）　玄参五钱（15g）　天冬五钱（15g）　川楝子二钱（6g），捣碎　生麦芽二钱（6g）　茵陈二钱（6g）　甘草钱半（4.5g）

【用法】水煎服。

歌　诀　镇肝熄风膝赭重，龙牡龟芍玄草冬，
　　　　　麦芽楝茵条肝气，肝阳上亢化风用。

12.建瓴汤

【病机】	六经
里证：津液虚、内风	"太阴病"

【药证】

里证：津液虚	生地、白芍、柏子仁、山药
内风	生龙骨、生牡蛎、怀牛膝、生赭石

【症状】

里证：津液虚	头目眩晕，失眠多梦，（口干，舌红少苔，尺脉沉细无力）
内风	耳鸣目胀，健忘，烦躁不安，脉弦长而硬

【组成】生怀山药一两（30g）　怀牛膝一两（30g）　生赭石八钱（24g），轧细　生龙骨六钱（18g），捣细　生牡蛎六钱（18g），捣细　生怀地黄六钱（18g）　生杭芍四钱（12g）　柏子仁四钱（12g）

【用法】磨取铁锈浓水，以之煎药。

13. 大定风珠

【病机】	六经
里证：津液虚、内风	"太阴病"

【药证】	
里证：津液虚	鸡子黄、阿胶、生地、白芍、麦冬、麻仁、五味子、甘草
内风	鳖甲、生牡蛎

【症状】	
里证：津液虚	形消神倦，舌绛少苔，脉气虚弱，时时欲脱
内风	手足瘛疭

【组成】生白芍六钱（18g） 阿胶三钱（9g） 生龟板四钱（12g） 干地黄六钱（18g） 麻仁二钱（6g） 五味子二钱（6g） 生牡蛎四钱（12g） 麦冬连心，六钱（18g） 炙甘草四钱（12g） 鸡子黄生，二枚（2个） 鳖甲生，四钱（12g）

【用法】水八杯，煮取三杯，去滓，再入鸡子黄，搅令相得，分三次服。（现代用法：水煎，去渣，入阿胶烊化，再入鸡子黄，搅匀，分三次温服）

歌　诀　　大定风珠鸡子黄，麦地胶芍草麻襄，
　　　　　　　三甲并同五味子，滋阴息风是妙方。

14. 三甲复脉汤

【病机】	六经
里证：津液虚、内风	"太阴病"

【药证】	
里证：津液虚	阿胶、生地、白芍、麦冬、麻仁、甘草
内风	生龟板、鳖甲、生牡蛎

【症状】

里证：津液虚	心中憺憺大动，甚则心中痛，（形消神倦）， 舌绛少苔，脉细促
内风	手足蠕动

【组成】炙甘草六钱（18g）　干地黄六钱（18g）　生白芍六钱（18g）　麦冬不去心，五钱（15g）　阿胶三钱（9g）　麻仁三钱（9g）　生牡蛎五钱（15g）　生鳖甲八钱（24g）　生龟板一两（30g）

【用法】水八杯，煮取三杯，分三次服。

【临床大师刘渡舟医案解析】

刘渡舟

钱某，女，66岁，内蒙古人。1995年4月26日初诊。患高血压、冠心病16年之久，一直用中、西药治疗，曾服复方降压片、降压灵、复方丹参片等，血压不稳，旋降即升，测血压160/100mmHg。近1年病情加重，头目眩晕，心悸，胸闷，背部酸沉，少寐，口干，手足时发震颤，最为奇者，舌麻为甚，五味不辨。视其舌大而偏红，舌苔白滑，脉沉。

本书作者解析：患者脉沉、舌苔白滑、舌大、头目眩晕、心悸、背部酸沉、少寐、口干、手足时发震颤，考虑为水饮上冲之太阴病。

刘老选用苓桂术甘汤：茯苓30g，桂枝12g，白术10g，炙甘草10g。服14剂药后，胸闷、心悸、背沉减轻，然患者之舌麻反甚。血压因舌麻旋即升高，头眩、失眠、心悸、口干、手足颤动亦随舌麻而加重。再视其舌红而少苔，脉沉细无力。

本书作者解析：患者脉沉细无力、舌红少苔、口干、心悸考虑为津液虚之太阴病，而头眩、失眠、手足颤动、舌麻考虑为内风，治疗上应滋阴增液、平息内风。

刘老疏方：麦冬30g，白芍30g，酸枣仁30g，生地20g，炙甘草14g，龟板（先煎）12g，牡蛎（先煎）30g，鳖甲（先煎）16g，阿胶（烊化）10g，太子参20g，桂枝3g，五味子10g。

结果：此方服后，症状大为减轻。又照上方自进7剂，舌麻已愈其半，大便爽，心悸、失眠、口干、眩晕诸症皆减。舌麻多在凌晨感觉明显。"晨起而发者，阳动而阴未济也。"仍守上方，继服 30 余剂，舌麻一症痊愈。血压120/80mmHg，冠心病亦得到控制，遂用羚羊钩藤汤与黄连阿胶汤交替服之，以善其后。

15. 阿胶鸡子黄汤

【病机】	六经
里证：津液虚、内风	"太阴病"

【药证】

里证：津液虚	阿胶、鸡子黄、生地、白芍、甘草
内风	钩藤、络石藤、茯神木、生牡蛎、石决明

【症状】

里证：津液虚	心烦不寐，或头目眩晕，舌绛少苔，脉细数
内风	筋脉拘急，手足瘛疭

【组成】陈阿胶二钱（6g），烊冲　生白芍三钱（9g）　石决明五钱（15g），杵　双钩藤二钱（6g）　大生地四钱（12g）　清炙草六分（2g）　生牡蛎四钱（12g），杵　络石藤三钱（9g）茯神木四钱（12g）　鸡子黄二枚（2个），先煎代水

【用法】水煎服。

（五）里证：血虚

1. 四物汤

【病机】	六经
里证：血虚、血瘀	"太阴病"

【药证】

里证：血虚	当归、白芍、熟地
血瘀	川芎

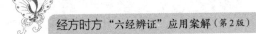

【症状】

里证：血虚	头晕目眩，心悸失眠，面色无华，妇人月经不调，量少或经闭不行，舌淡，口唇、爪甲色淡，脉细弦
血瘀	脐腹作痛，甚或瘕块硬结，舌暗，脉细涩

【组成】当归去芦，酒浸炒（9g）、川芎（6g）、白芍（9g）、熟干地黄酒蒸（熟地黄已有成品，干地黄即生地黄晒干，12g），各等分

【用法】上为粗末。每服三钱（15g），水一盏半，煎至八分，去渣，空心食前热服。（现代用法：作汤剂，水煎服）

歌　诀　"四物地芍与归芎"。

2. 桃红四物汤

【病机】	六经
里证：血虚、血瘀	"太阴病"

【药证】

里证：血虚	当归、白芍、熟地
血瘀	桃仁、红花、川芎

【症状】

里证：血虚	（头晕目眩，心悸失眠，面色无华，妇人月经不调，量少或经闭不行，脐腹作痛，甚或瘕块硬结，舌淡，口唇、爪甲色淡，脉细弦）
血瘀	妇女经期超前，血多有块，色紫稠黏，腹痛等，（舌暗，脉细涩）

【组成】当归去芦，酒浸炒（9g）、川芎（6g）、白芍（9g）、熟干地黄酒蒸（熟地黄已有成品，干地黄即生地黄晒干，12g），各等分　桃仁（9g）　红花（6g）

【用法】水煎服。

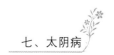

3. 胶艾汤

【病机】	六经
里证：血虚	"太阴病"

【药证】

里证：血虚	阿胶、艾叶、当归、白芍、熟地、川芎、甘草

【症状】

里证：血虚	崩漏下血，月经过多，淋漓不止，产后或流产损伤冲任，下血不绝；或妊娠胞阻，胎漏下血，腹中疼痛

【组成】川芎二两（6g） 阿胶二两（6g） 甘草二两（6g） 艾叶三两（9g） 当归三两（9g） 芍药四两（12g） 干地黄六两（15g）

【用法】以水五升，清酒三升，合煮，取三升，去滓，内胶令消尽，温服一升，日三服。不瘥更作。

胡希恕

【临床大师胡希恕医案解析】

宋某，女性，17岁，1982年10月11日会诊。患者出生时即有唇、腭裂，2岁时将唇裂缝合。因有"先天性肝糖原累积症"，GPT经常高，一直未进行腭裂缝合，直至上月经内科多方检查，认为可以手术，方于9月25日全麻下进行了腭裂修复术（兰氏+咽后壁瓣），术中输少量血，手术顺利。术后第一、二天除低热（37.5℃）外无不良反应，但于第三天伤口开始渗血，用碘条填塞无效。继用止血敏、维生素C、维生素K、6-氨基己酸、抗血纤溶芳酸等皆无效。又服益气止血中药数剂也无效。因失血过多，不得不输新鲜血液维持生命。第一、二天尚能维持24小时，但自第三天起，仅能维持12小时，因此每天输血，至今输血已逾3000ml，故请胡老紧急会诊。会诊时实验室检查所见：GPT111单位，血红蛋白94g/L，白细胞总数$10.4×10^9$/L，血小板$126×10^9$/L，血钾4.1mmol/L，血钠 140mmol/L，血氨 100μmol/L，出血时间 1min，凝血时间 1min，凝血象检查：复钙时间 2min（对照 2.30min），凝血酶原时间 15s（对照 14.5s），第 V 因子 19s（对照 21s），第 VII 因子 19.5s（对照 20.5s），凝血酶凝固试验 21s（对照 18s），血清剩余凝血 3H22s，第 VIII 因子不少。会诊时症状：神志尚清，但目喜闭合而不愿看人，烦躁汗出，面色苍白，双鼻孔见黑紫血块，口干思饮，常有饥饿感而思食（因伤口渗血未敢让其进食），大便溏稀而色黑，一日一行，舌质红无苔而见血染，脉细滑数。

本书作者解析：患者烦躁汗出、口干思饮、舌质红无苔、脉细滑数考虑为里实热之阳明病，而患者伤口渗血不止、面色苍白、大便溏泻而色黑考虑为气虚血虚之太阴病，故综合辨证为太阴阳明合病。

胡老选用胶艾汤加白术、党参益气养血活血，加用生石膏清热止血，疏方：生地 30g，当归 10g，川芎 10g，阿胶 10g，艾叶 10g，党参 10g，白芍 10g，炙甘草 10g，生石膏 50g，白术 6g。

结果：服药 1 剂血即止，第二天进流食，停止输血。第三天因感食欲较差，而改生地为 15g，加生地炭 15g，继服 3 剂，食欲如常，停止输液。至 10 月 18 日复诊时，面色红润，两眼炯炯有神，除稍有汗出外，别无不适，继服 2 剂痊愈出院。

4. 加减复脉汤

【病机】	六经
里证：血虚	"太阴病"

【药证】	
里证：血虚	熟地、白芍、麦冬、阿胶、麻仁、甘草

【症状】	
里证：血虚	身热面赤，口干舌燥，脉虚大，手足心热甚于手足背者，（舌淡）

【组成】炙甘草六钱（18g）　干地黄六钱（18g）　生白芍六钱（18g）　麦冬不去心，五钱（15g）　阿胶三钱（9g）　麻仁三钱（9g）

【用法】上以水八杯，煮取三杯，分三次服。

5.龟鹿二仙胶

【病机】	六经
里证：血虚	"太阴病"

【药证】

里证：血虚	鹿角胶、龟板胶、枸杞子、人参

【症状】

里证：血虚	全身瘦削，阳痿遗精，两目昏花，腰膝酸软，久不孕育，（舌淡，苔白，脉沉细无力）

【组成】鹿角用新鲜麋鹿杀角，解的不用，马鹿角不用，去角脑梢骨二寸绝断，劈开，净用十斤（5000g）龟板去弦，洗净，五斤，捶碎（2500g）人参十五两（450g）枸杞子三十两（900g）

【用法】上前三味袋盛，放长流水内浸三日，用铅坛一只，如无铅坛，底下放铅一大片亦可。将角并甲（龟板）放入坛内，用水浸，高三五寸，黄蜡三两封口，放大锅内，桑柴火煮七昼夜。煮时坛内一日添热水一次，勿令沸起，锅内一日夜添水五次，候角酥取出，洗，滤净去滓。其滓即鹿角霜、龟甲霜也。将清汁另放。另将人参、枸杞子用铜锅以水三十六碗，熬至药面无水，以新布绞取清汁，将滓置石臼水捶捣细，用水二十四碗又熬如前；又滤又捣又熬，如此三次，以滓无味为度。将前龟、鹿汁并参、杞汁和入锅内，文火熬至滴水成珠不散，乃成胶也。每服初起一钱五分（4.5g），十日加五分（1.5g），加至三钱（9g）止，空心酒化下，常服乃可。（现代用法：上用铅坛熬胶，初服酒服4.5g，渐加至9g，空心时服用）

6.天王补心丹

【病机】	六经
里证：血虚、气虚、（实热）	"太阴病"

【药证】

里证：血虚	生地、天冬、麦冬、酸枣仁、柏子仁、当归、玄参、远志、丹参、五味子
气虚	人参、茯苓

（实热） 朱砂、桔梗

【症状】

里证：血虚　　　　　　心悸怔忡，虚烦失眠，健忘，或梦遗，

舌红少苔，脉细数

气虚　　　　　　神疲乏力，（纳少）

（实热）　　　　手足心热，口舌生疮，大便干结

【组成】人参去芦、茯苓、玄参、丹参、桔梗、远志各五钱（各15g）当归酒浸、五味子、麦冬去心、天门冬、柏子仁、酸枣仁炒，各一两（各30g）生地黄四两（120g）

【用法】上为末，炼蜜为丸，如梧桐子大，用朱砂为衣，每服二三十丸（6～9g），临卧，竹叶煎汤送下。（现代用法：上药共为细末，炼蜜为小丸，用朱砂水飞9～15g为衣，每服6～9g，温开水送下，或用桂圆肉煎汤送服；亦可改为汤剂，用量按原方比例酌减）

歌　诀　补心丹用柏枣仁，二冬生地与归身，

三参桔梗朱砂味，远志茯苓共养神。

（六）里证：寒湿

1. 六味地黄丸

【病机】　　　　　　　六经

里证：寒湿、（虚热）　　"太阴病"

【药证】

里证：寒湿　　　　　　熟地、山萸肉、山药、泽泻、茯苓

（虚热）　　　　丹皮

【症状】

里证：寒湿　　　　　　腰膝酸软，头晕目眩，耳鸣耳聋，遗精，

牙齿动摇，足跟作痛，小便淋沥，以及小

儿囟门不合

（虚热）　　　　骨蒸潮热，手足心热，口燥咽干，消渴，盗汗，舌红少苔，脉沉细数

【组成】熟地黄八钱（24g）　山萸肉、干山药各四钱（12g）　泽泻、牡丹皮、茯苓去皮，各三钱（各9g）

【用法】上为末，炼蜜为丸，如梧桐子大。空心温水化下三丸。（现代用法：亦可水煎服）

歌　诀　六味地黄山药萸，泽泻苓丹三泻侣。

岳美中

【临床大师岳美中医案解析】

魏某，男性，12岁，河北人。于1973年11月18日来诊。其父代诉：1970年9岁时，曾受一次大的惊吓，并较长时期的忧惧，以致大便日溏泻2～3次，手颤动不休，平举更甚，腿痿软，走路曾跌倒过，目远视模糊，头晕，后脑尤严重。中医按风治，西医给镇静剂，3年来未效，故来就诊。切其脉两尺虚，左关现弦细，舌红无苔。

本书作者解析：患者舌红无苔、左关现弦细、目远视模糊、头晕考虑为津液亏虚之虚热证，而脉两尺虚、大便溏泻、手颤动不休、平举更甚、腿痿软、走路跌倒考虑寒湿下注之太阴病，综合辨证为太阴病。

岳老予六味地黄丸加味，疏方：熟地黄12g，山茱萸6g，怀山药6g，建泽泻4.5g，粉丹皮4.5g，云茯苓4.5g，枸杞果6g，甘菊花3g，五味子4.5g，麦冬4.5g，补骨脂3g，胡桃肉3g。水煎服。

结果：12月23日二诊，服药30余剂，左关弦象已无，颤抖见稳定，腿不软，大便日1次。唯目不能远视，多梦。原方加龙骨再服，以敛目神而止多梦。1974年3月14日三诊，颤抖已基本痊愈，余证亦消失，唯着急时稍有颤抖，前方加巴戟肉、鹿角以壮肾。

2. 杞菊地黄丸

【病机】 六经

里证：寒湿、（虚热） "太阴病"

【药证】

里证：寒湿 熟地、山萸肉、山药、泽泻、枸杞子、茯苓

（虚热） 菊花、丹皮

【症状】

里证：寒湿 （腰膝酸软，头晕目眩，耳鸣耳聋，遗精，牙齿动摇，足跟作痛，小便淋沥）

（虚热） 两目昏花，视物模糊，或眼睛干涩，迎风流泪，（咽干口燥，舌质红，脉细数）

【组成】熟地黄八钱（24g）山萸肉、干山药各四钱（12g）泽泻、牡丹皮、茯苓去皮，各三钱（各9g）枸杞子、菊花各三钱（各9g）

【用法】上为细末，炼蜜为丸，如梧桐子大，每服三钱（9g），空腹服。

---

3. 麦味地黄丸

【病机】 六经

里证：寒湿、（虚热） "太阴病"

【药证】

里证：寒湿 熟地、山萸肉、山药、泽泻、茯苓

（虚热） 麦冬、五味子、丹皮

【症状】

里证：寒湿 （腰膝酸软，头晕目眩，耳鸣耳聋，遗精，牙齿动摇，足跟作痛，小便淋沥）

（虚热） 虚烦劳热，咳嗽吐血，潮热盗汗，（咽干口燥，舌质红，脉细数）

【组成】熟地黄八钱（24g）山萸肉、干山药各四钱（各12g）泽泻、牡丹皮、茯苓去皮，各三钱（各9g）麦冬五钱（15g）五味子五钱（15g）

【用法】上为细末，炼蜜为丸，如梧桐子大，每服三钱（9g），空腹时用白汤送下。

4. 都气丸

【病机】	六经
里证：寒湿、（虚热）	"太阴病"

【药证】	
里证：寒湿	熟地、山萸肉、山药、泽泻、茯苓
（虚热）	五味子、丹皮

【症状】	
里证：寒湿	腰痛，遗精，（腰膝酸软，头晕目眩，耳鸣耳聋，牙齿动摇，足跟作痛，小便淋沥）
（虚热）	咳嗽气喘，呃逆

【组成】熟地黄八钱（24g）山萸肉、干山药各四钱（各12g）泽泻、牡丹皮、茯苓去皮，各三钱（各9g）五味子二钱（6g）

【用法】上为细末，炼蜜为丸，如梧桐子大，每服三钱（9g），空腹服。

5. 茵陈四逆汤

【病机】	六经
里证：寒湿	"太阴病"

【药证】	
里证：寒湿	附子、干姜、甘草、茵陈

【症状】	
里证：寒湿	黄色晦暗，皮肤冷，背恶寒，手足不温，身体沉重，神倦食少，口不渴或渴喜热饮，大便稀溏，舌淡苔白，脉紧细或沉细无力

【组成】甘草、茵陈各二两（各6g）　干姜一两半（4.5g）　附子一个，破八片（6g）

【用法】水煎服。

6. 甘草干姜茯苓白术汤（肾着汤）

【病机】	六经
里证：寒湿	"太阴病"

【药证】

里证：寒湿　　　　　　　　干姜、茯苓、白术、甘草

【症状】

里证：寒湿　　　　　　　　寒湿下侵之肾著：腰部冷痛沉重，但饮食如故，口不渴，小便不利，舌淡苔白，脉沉迟或沉缓

【组成】甘草二两（6g）　干姜四两（12g）　茯苓四两（12g）　白术二两（6g）

【用法】上四味，以水五升，煮取三升，分温三服。

胡希恕

【临床大师胡希恕医案解析】

刘某，女，16岁，"文革"时东北串联学生，1966年10月19日初诊。自8岁遗尿，经中西医久治无效，串联至此，特来求医。自感无特殊不适，唯腰稍酸沉，苔白润，脉细缓。

本书作者解析：患者遗尿、腰稍酸沉、苔白润、脉细缓考虑为寒湿下注之太阴病。

胡老选用肾着汤温化寒湿，疏方：茯苓12g，干姜10g，苍术10g，炙甘草6g。

结果：上药服两剂症已，12月1日特来索处方以备后患。

7. 真武汤

【病机】	六经
里证：寒湿	"太阴病"

【药证】

里证：寒湿　　　　　　　　附子、白术、茯苓、白芍、生姜

【症状】

里证：寒湿　　　　　　　　畏寒肢厥，小便不利，心下悸动不宁，头目眩晕，身体筋肉瞤动，站立不稳，四肢沉重疼痛，浮肿，腰以下为甚；或腹痛，泄泻；或咳喘呕逆。舌质淡胖，边有齿痕，舌苔白滑，脉沉细

【组成】 茯苓三两（9g）　芍药三两（9g）　白术二两（6g）　生姜切，三两（9g）　附子一枚（9g），炮，去皮，破八片

【用法】 以水八升，煮取三升，去滓，温服七合，日三服。（现代用法：水煎服）

歌　诀　真武术附芍苓姜。

胡希恕

【临床大师胡希恕医案解析】

陈某，男性，41岁，1966年2月8日初诊。头晕、左肩背疼3月余，经 X 线摄片提示第6颈椎增生。近头晕、心悸、左肩背疼，左手拘急疼，肘上下部亦酸疼，夜尿较频，苔白根腻，脉沉滑。

本书作者解析：患者头晕、心悸、左肩背疼、左手拘急疼、肘上下部亦酸疼、夜尿较频、苔白根腻、脉沉滑考虑为里有寒湿之太阴病。

胡老选用真武汤温化寒湿，疏方：茯苓12g，白芍10g，生姜10g，白术10g，炮附子6g。

结果：上药服3剂，头晕减，他症变化不明显，前方加桂枝10g，炙甘草10g，增炮附子为10g，服1周，肩背疼减。继渐增附子用量至15g，服2个月诸症皆消。

8. 附子汤

【病机】	六经
里证：寒湿	"太阴病"

【药证】	
里证：寒湿	附子、白术、茯苓、白芍、人参

【症状】	
里证：寒湿	寒湿内侵，身体骨节疼痛，恶寒肢冷，苔白滑，脉沉微

【组成】附子二枚（15g），炮，去皮，破八片　茯苓三两（9g）　人参二两（6g）　白术四两（12g）　芍药三两（9g）

【用法】以水八升，煮取三升，去滓，温服一升，日三服。

歌　诀　附子汤方苓术参，腹痛痹疼芍药主。

胡希恕

【临床大师胡希恕医案解析】

郭某，男性，38 岁，1965 年 11 月 1 日初诊。40 余日来腹痛腹泻，大便日 2～3 行，胃脘自觉有冷气，腰痛，下肢酸痛怕冷。苔薄白润，脉沉细。

本书作者解析：患者腹痛腹泻、胃脘自觉有冷气、腰痛、下肢酸痛怕冷、苔薄白润、脉沉细考虑里有寒湿之太阴病。

胡老选用附子汤加炮姜温化寒湿，疏方：制附片 10g，茯苓 10g，党参 10g，苍术 10g，白芍 12g，炮姜 6g。

结果：上方服 12 剂，诸症痊愈。

9. 实脾散

【病机】	六经
里证：寒湿、气滞	"太阴病"

【药证】

里证：寒湿　　　　　　　附子、干姜、茯苓、白术、木瓜、甘草

　　　气滞　　　　　　　厚朴、木香、草果、槟榔

【症状】

里证：寒湿　　　　　　　身半以下肿甚，手足不温，口中不渴，大
　　　　　　　　　　　　便溏薄，舌苔白腻，脉沉弦而迟

　　　气滞　　　　　　　胸腹胀满

【组成】厚朴去皮，姜制，炒、白术、木瓜去瓤、木香不见火、草果仁、大腹子、附子炮，去皮、脐、白茯苓去皮、干姜炮，各一两（各30g）甘草炙，半两（15g）

【用法】上㕮咀，每服四钱（12g），水一盏半，生姜五片，大枣一枚，煎至七分，去滓，温服，不拘时服。（现代用法：加生姜、大枣，水煎服，用量按原方比例酌减）

歌　诀　　实脾苓术与木瓜，甘草木香大腹加，
　　　　　　　草果附姜兼厚朴，虚寒阴水效堪夸。

刘渡舟

【临床大师刘渡舟医案解析】

　　包某，女，49岁，农民。1994年10月3日就诊。患者素体虚弱，于4个月前发现下肢有轻度浮肿，当时未在意。后因浮肿日趋加重，并逐渐波及全身，惧而求医。当地医院诊为"慢性肾小球肾炎"，中、西药迭进，肿势有所减轻。因正值三秋农忙之时，患者参加劳动两日，因之水肿又发，虽延医服药治疗而疗效并不明显。现证：身面俱肿，下肢尤甚，按之如泥，小便短少，腰部酸楚不堪，胸中气满，呼吸气短，纳谷不香，舌淡苔白腻，脉濡弱。尿检，蛋白（＋），颗粒管型（＋），红细胞5～7/HP，白细胞偶见。血检：血红蛋白90g/L，肌酐、尿素氮正常。

　　本书作者解析：患者舌淡、苔白腻、脉濡弱、身面俱肿、小便短少、腰部酸楚不堪考虑为水饮内停之太阴病，患者胸中气满、呼吸气短、纳谷不香考虑为气滞所致。

刘老选用茯苓导水汤利水行气治疗，疏方：茯苓 30g，泽泻 15g，白术 10g，桑皮 12g，大腹皮 10g，木香 10g，木瓜 10g，陈皮 10g，砂仁 6g，苏叶 6g，猪苓 20g，槟榔 10g。服 14 剂，小便量增多，肿势顿挫。但大便溏薄，日行两次，气短乏力，畏恶风寒，两手指尖发凉，带下量多质稀，舌脉如前。

本书作者解析：患者舌淡、苔白腻、脉濡弱、大便溏薄、气短乏力、畏恶风寒、两手指尖发凉、带下量多质稀考虑为里有寒湿兼有气滞之太阴病。

刘老又选用实脾饮加味，疏方：茯苓 30g，白术 10g，草果 10g，木瓜 10g，大腹皮 10g，木香 10g，干姜 5g，炮附子 10g，厚朴 9g，防己 12g，黄芪 16g，炙甘草 6g。

结果：上方服 30 余剂，水去肿消，小便畅利，尿检正常，诸症随之而愈。嘱服金匮肾气丸，以巩固疗效。

10. 萆薢分清散（《杨氏家藏方》）

【病机】	六经
里证：寒湿	"太阴病"
【药证】	
里证：寒湿	益智仁、乌药、萆薢、石菖蒲
【症状】	
里证：寒湿	下焦虚寒之膏淋、白浊：小便频数，浑浊不清，白如米泔，凝如膏糊，舌淡苔白，脉沉

【组成】益智仁、川萆薢、石菖蒲、乌药各等分（各 9g）

【用法】上为细末，每服三钱（9g），水一盏半，入盐一捻（0.5g），同煎至七分，食前温服。（现代用法：水煎服，加入食盐少许）

歌　诀　萆薢分清石菖蒲，益智乌药入盐服。

11. 葛花解酲汤

【病机】	六经
里证：寒湿、气滞	"太阴病"

【药证】

里证：寒湿	干姜、人参、白术、葛花、神曲、猪苓、茯苓、泽泻、白豆蔻仁、生姜
气滞	木香、青皮、陈皮、砂仁

【症状】

里证：寒湿	眩晕呕吐，食少体倦，小便不利，大便泄泻，舌苔腻，脉滑
气滞	胸膈痞闷

【组成】木香五分（1.5g）人参去芦、猪苓去皮、白茯苓、橘皮去白，各一钱五分（各4.5g）白术、干生姜、神曲炒黄、泽泻各二钱（各6g）青皮三分（1g）缩砂仁、白豆蔻仁、葛花各五钱（各15g）

【用法】上为极细末，和匀，每服三钱匕，白汤调下，但得微汗，酒病去矣。（现代用法：共为极细末，和匀，每服9g，温开水调下。或作汤剂，水煎服）

（七）里证：寒痰

1. 小金丹

【病机】	六经
里证：寒痰、血瘀	"太阴病"

【药证】

里证：寒痰	草乌、墨炭、木鳖
血瘀	白胶香、五灵脂、地龙、没药、当归、乳香、麝香

【症状】

里证：虚寒　　　　　　寒湿痰瘀所致的流注、痰核、瘰疬、乳岩、横痃、贴骨疽、蝼蛄头等病，初起肤色不变，肿硬作痛，（皮色不变，酸痛无热，口中不渴，舌淡苔白，脉沉细或迟细）

【组成】白胶香、草乌、五灵脂、地龙、木鳖各制末，一两五钱（各150g）　没药、归身、乳香各净末，七钱五分（各75g）　麝香三钱（15g）　墨炭一钱二分（12g）

【用法】以糯米粉一两二钱，为厚糊，和入诸末，捣千锤，为丸如芡实大。此一料，约为二百五十丸，晒干忌烘，固藏，临用取一丸，布包放平石上，隔布敲细入杯内，取好酒几匙浸药。用小杯合盖，约浸一二时，以银物加研，热陈酒送服，醉盖取汗。如流注初起，及一应痰核、瘰疬、乳岩、横痃，初起服，消乃止。幼孩不能服煎剂及丸子者，服之甚妙。如流注等证，将溃及溃者，当以十丸均作五日服完，以杜流走不定，可绝增入者。但丸内有五灵脂与人参相反，不可与有参之药同日而服。

2. 苓甘五味姜辛汤

【病机】　　　　　　　六经

里证：寒痰　　　　　　"太阴病"

【药证】

里证：寒痰　　　　　　茯苓、甘草、干姜、细辛、五味子

【症状】

里证：寒痰　　　　　　咳痰量多，清稀色白，或喜唾涎沫，胸满不舒，舌苔白滑，脉弦滑

【组成】茯苓四两（12g）　甘草三两（9g）　干姜三两（9g）　细辛三两（5g）　五味子半升（5g）

【用法】上五味，以水八升，煮取三升，去滓，温服半升，日三服。（现代用法：水煎温服）

（八）里证：实寒

1. 大黄附子汤

【病机】	六经
里证：实寒	"太阴病"

【药证】	
里证：实寒	附子、细辛、大黄

【症状】	
里证：实寒	腹痛便秘，胁下偏痛，发热，手足厥冷，苔白腻，脉弦紧

【组成】大黄三两（9g）　附子炮，三枚（12g）　细辛二两（3g）

【用法】以水五升，煮取二升，分温三服。若强人煮取二升半，分温三服。服后如人行四五里，进一服。（现代用法：水煎服）

歌　诀　金匮大黄附子汤，细辛散寒佐之良。

胡希恕

【临床大师胡希恕医案解析】

刘某，男性，36 岁，1966 年 5 月 6 日初诊。左小腿腨部疼痛，腰亦强急不适，或痛，经中西药治疗 1 年多不效，口中和，不思饮，苔白润，脉弦迟。

本书作者解析：患者左小腿腨部疼痛、腰亦强急不适或痛、口中和、不思饮、苔白润、脉弦迟考虑为里有实寒之太阴病，据"以方测证"可以判断患者大便偏干或偏难解，多是由于寒湿阻滞肠道所致。

胡老选用大黄附子汤，并加芍药甘草汤缓急止痛，疏方：大黄 6g，赤白芍各 10g，细辛 6g，炙甘草 10g，附子 10g。

结果：上药服 6 剂，腰强急减，遇劳则腨痛，上方加苍术 12g，服 6 剂，腰强急基本愈，腨部痛亦减，继服 1 个月诸症不复作。

2. 温脾汤

【病机】	六经
里证：实寒	"太阴病"

【药证】	
里证：实寒	附子、干姜、人参、当归、甘草、大黄、芒硝

【症状】	
里证：实寒	腹痛便秘，脐下绞结，绕脐不止，手足不温，苔白不渴，脉沉弦而迟

【组成】大黄五两（15g）当归、干姜各三两（各9g）附子、人参、芒硝、甘草各二两（各6g）

【用法】上七味，㕮咀，以水七升，煮取三升，分服，一日三次。（现代用法：水煎服）

歌　诀　温脾参附与干姜，甘草当归硝大黄。

八、太阳太阴合病

1. 麻黄加术汤

【病机】　　　　　　　　六经

表证：风寒、表实　　　　"太阳病"

里证：湿　　　　　　　　"太阴病"

【药证】

表证：风寒、表实　　　　麻黄、桂枝、杏仁、炙甘草

里证：湿　　　　　　　　白术

【症状】

表证：风寒、表实　　　　以身疼痛为主，（多伴有恶寒无汗，发热或
　　　　　　　　　　　　不发热）

里证：湿　　　　　　　　（舌苔多白腻，脉浮缓或沉细）

　　【组成】麻黄去节，三两（9g）桂枝去皮，二两（6g）甘草炙，一两（3g）杏仁去皮尖，

七十个（6g）白术四两（12g）

　　【用法】上五味，以水九升，先煮麻黄，减二升，去上沫，内诸药，煮取二升

半，去滓，温服八合，覆取微似汗。

---

2. 华盖散

【病机】　　　　　　　　六经

表证：风寒、表实　　　　"太阳病"

里证：痰　　　　　　　　"太阴病"

【药证】

表证：风寒、表实　　　　麻黄、杏仁、炙甘草

里证：痰　　　　　　　　紫苏子、桑白皮、赤茯苓、陈皮

【症状】

表证：风寒、表实	鼻塞声重，恶寒发热，脉浮紧（无汗，身疼痛）
里证：痰	咳嗽上气，呀呷有声，吐痰色白，胸膈痞满，苔白润（或白腻）

【组成】紫苏子炒、麻黄去根节、杏仁去皮尖、陈皮去白、桑白皮、赤茯苓去皮，各一两（30g）甘草半两（15g）

【用法】上为末，每服2钱（6g），水一盏，煎至六分，食后温服。

3. 桂枝加厚朴杏子汤

【病机】 六经

表证：风寒、表虚 "太阳病"

里证：痰 "太阴病"

【药证】

表证：风寒、表虚 桂枝、白芍、炙甘草、生姜、大枣

里证：痰 厚朴、杏仁

【症状】

表证：风寒、表虚	头痛发热，汗出恶风，鼻鸣干呕，苔白不渴，脉浮缓或浮弱
里证：痰	咳嗽，气喘（吐痰色白，胸膈痞满，苔白润或白腻）

【组成】桂枝去皮，三两（9g）芍药三两（9g）生姜切，三两（9g）甘草炙，二两（6g）大枣擘，十二枚（3枚）厚朴炙，去皮，二两（6g）杏仁去皮尖，五十枚（6g）

【用法】上七味，以水七升，微火煮取三升，去滓。温服一升，覆取微似汗。

胡希恕

【临床大师胡希恕医案解析】

张某，男，38岁，1966年4月4日初诊。近1周来咳嗽吐白痰，鼻流清涕，汗出恶风，腰痛，胃脘动悸，舌苔薄白，脉浮缓。

本书作者解析：患者鼻流清涕、汗出恶风、腰痛、苔薄白、脉浮缓考虑为太阳表虚证，咳嗽吐白痰、胃脘动悸考虑为痰湿内蕴之太阴病，综合辨证为太阳太阴合病。

胡老选用桂枝加厚朴杏子汤，疏方：桂枝 10g，赤芍 10g，生姜 10g，大枣 4 枚，炙甘草 6g，杏仁 10g，厚朴 10g。

结果：4 月 23 日告知，上方服 2 剂咳即止。

4. 香苏散

【病机】	六经
表证：风寒、表实	"太阳病"
里证：气滞、湿（在中焦）	"太阴病"

【药证】	
表证：风寒、表实	苏叶
里证：气滞	香附
湿（在中焦）	陈皮、甘草

【症状】	
表证：风寒、表实	恶寒身热，头痛无汗，脉浮
里证：气滞	胸脘痞闷，（或胃脘胀满）
湿（在中焦）	不思饮食，（或有呃逆，恶心）苔薄白（或白腻）

【组成】香附子炒香，去毛、紫苏叶各四两（120g）甘草炙，一两（30g）陈皮不去白，二两（60g）

【用法】上为粗末。每服三钱（9g），水一盏，煎七分，去滓，热服，不拘时候，日三服；若作细末，只服二钱（6g），入盐点服。（现代用法：作汤剂，水煎服，用量按原方比例酌减）

歌　诀　香苏散内草陈皮，疏散风寒又理气。

5.香苏葱豉汤

【病机】　　　　　　　　六经

表证：风寒、表实　　　　"太阳病"

里证：气滞、湿（在中焦）　"太阴病"

【药证】

表证：风寒、表实　　　　苏叶、葱白、淡香豉

里证：气滞　　　　　　　香附

　　　湿（在中焦）　　　陈皮、甘草

【症状】

表证：风寒、表实　　　　恶寒发热，无汗，头身痛，脉浮

里证：气滞　　　　　　　胸脘痞闷，（或胃脘胀满）

　　　湿（在中焦）　　　不思饮食，（或有呃逆，恶心），苔薄白，

　　　　　　　　　　　　（或白腻）

【组成】制香附一钱半至二钱（4.5～6g）　新会皮一钱半至二钱（4.5～6g）　鲜葱白二三

枚（3枚）　紫苏一钱半至三钱（4.5～9g）　清炙草六分至八分（2～2.5g）　淡香豉三钱至四钱

（9～12g）

【用法】水煎服。

6.加味香苏散

【病机】　　　　　　　　六经

表证：风寒、表实　　　　"太阳病"

里证：气滞、湿（在中焦）　"太阴病"

【药证】

表证：风寒、表实　　　　苏叶、荆芥、秦艽、防风、蔓荆子、川芎、

　　　　　　　　　　　　生姜

里证：气滞　　　　　　　香附

　　　湿（在中焦）　　　陈皮、甘草

【症状】

表证：风寒、表实	头痛项强，鼻塞流涕，身体疼痛，发热恶寒或恶风，无汗，脉浮
里证：气滞	胸脘痞闷，（或胃脘胀满）
湿（在中焦）	不思饮食，（或有呃逆，恶心），苔薄白，（或白腻）

【组成】紫苏叶一钱五分（5g） 陈皮、香附各一钱二分（各4g） 甘草炙，七分（2.5g） 荆芥、秦艽、防风、蔓荆子各一钱（各3g） 川芎五分（1.5g） 生姜三片

【用法】上锉一剂，水煎温服，微覆似汗。

7. 小青龙汤

【病机】 　　　　　　　　*六经*

表证：风寒、表实	"太阳病"
里证：水饮	"太阴病"

【药证】

表证：风寒、表实	麻黄、桂枝、白芍、甘草
里证：水饮	干姜、细辛、五味子、半夏

【症状】

表证：风寒、表实	恶寒发热，头身疼痛，无汗脉浮
里证：水饮	喘咳，痰涎清稀而量多，胸痞，或干呕，或痰饮喘咳，不得平卧，或身体疼重，头面四肢浮肿，舌苔白滑

【组成】麻黄去节，三两（9g） 芍药三两（9g） 细辛三两（6g） 干姜三两（6g） 甘草炙，三两（6g） 桂枝去皮，三两（9g） 五味子半升（6g） 半夏洗，半升（9g）

【用法】上八味，以水一斗，先煮麻黄，减二升，去上沫，内诸药，煮取三升，去滓，温服一升。（现代用法：水煎温服）

歌　诀 小青龙汤最有功，风寒束表饮停胸，
辛夏甘草和五味，姜桂麻黄芍药同。

胡希恕

【临床大师胡希恕医案解析】

王某，男，27岁，文化馆画家，1961年12月14日初诊。自幼患咳喘病，15岁以后加重，经西医多方诊治无效。10月来本院治疗，前医以宣肺、润肺化痰方药多治无效，用黑锡丹过两，亦不见效果。刻下症：喘咳重，不能平卧，不得以吞服麻黄素、氨茶碱以平喘；胸胁满闷，气短，痰不易咯出，吐白泡沫清痰，张口则口水流出，自感周身冷，小便频数，苔厚腻黄滑，脉沉细滑数。因患者满口涎水，故语言不清，却不时自语："服热药后吐黄痰，则症可愈，若痰不出，将憋死矣！"精神消沉，痛苦万状。

本书作者解析：患者咳喘、胸胁满闷、气短、痰不易咯出、吐白泡沫清痰、张口则口水流出、小便频数、苔厚腻黄滑、脉沉细滑数考虑为水饮内停之太阴病，周身冷考虑为太阳表实证，综合辨证为太阳太阴合病。

胡老选用小青龙汤，疏方：麻黄（泡去上沫）10g，桂枝10g，五味子10g，半夏12g，细辛10g，干姜10g，白芍10g，炙甘草10g。

结果：12月21日来诊，述服药3剂感身热，吐痰爽快，喘减，已能平卧睡觉，口水减少，说话清楚，仍小便频，舌苔黄腻除，脉稍滑不数。前方加杏仁10g，同时间服六君子汤。服1个月，咳喘缓解。

8. 射干麻黄汤

【病机】	六经
表证：风寒、表实	"太阳病"
里证：水饮	"太阴病"

【药证】	
表证：风寒、表实	麻黄、生姜、大枣
里证：水饮	射干、紫菀、款冬花、细辛、五味子、半夏

【症状】	
表证：风寒、表实	恶寒发热，头身疼痛，无汗脉浮
里证：水饮	咳而上气，喉中有水鸡声，（或喘咳，痰涎

清稀而量多，胸痞，或干呕，或痰饮喘咳，不得平卧，舌苔白滑）

【组成】射干十三枚（9g） 麻黄四两（9g） 生姜四两（6g） 细辛三两（6g） 紫菀三两（6g） 款冬花三两（6g） 大枣七枚（3枚） 半夏大者，洗，半升（9g） 五味子半升（3g）

【用法】上九味，以水一斗二升，先煮麻黄两沸，去上沫，内诸药，煮取三升，分温三服。

歌　诀　射干麻黄枣生姜，五味辛夏菀冬襄。

胡希恕

【临床大师胡希恕医案解析】

康某，男性，49 岁，1965 年 12 月 2 日初诊。1958 年脊柱骨折后患喘息性支气管炎合并肺气肿。近 1 周受寒咳喘加重，喉中痰鸣，不能平卧，咳吐白黏痰，量多，头痛，背痛，口干不思饮，苔白腻，脉浮弦。

本书作者解析：患者受寒后出现头痛、背痛、脉浮考虑为太阳表实证，咳喘、喉中痰鸣、咳吐白黏痰、口干不思饮、苔白腻、脉弦考虑为寒痰内蕴之太阴病，综合辨证为太阳太阴合病。

因患者以"喉中痰鸣、咳喘"为主症，胡老选用射干麻黄汤，疏方：麻黄 12g，射干 10g，生姜 12g，大枣 4 枚，紫菀 10g，款冬花 10g，细辛 10g，五味子 10g，清半夏 15g。

结果：上药服 3 剂咳喘减，稍能平卧。因口渴明显，汗出较多，上方加生石膏 45g，服 7 剂咳喘明显减轻，可以平卧。

9. 止嗽散

【病机】	六经
表证：风寒、表虚	"太阳病"
里证：痰	"太阴病"

【药证】

表证：风寒、表虚	荆芥

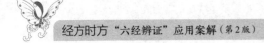

里证：痰　　　　　　　　　紫菀、百部、白前、陈皮、桔梗、甘草

【症状】

表证：风寒、表虚　　　　　微有恶风发热，（自汗出），脉浮缓

里证：痰　　　　　　　　　咳嗽咽痒，咳痰不爽，苔薄白

【组成】桔梗炒、荆芥、紫菀蒸、百部蒸、白前蒸，各二斤（各1kg）甘草炒，十二两（375g）陈皮水洗去白，一斤（500g）

【用法】上为末。每服三钱（9g），食后、临卧开水调下；初感风寒，生姜汤调下（现代用法：共为末，每服6～9g，温开水或姜汤送下。亦可作汤剂，水煎服，用量按原方比例酌减）。

歌　诀　　止嗽散用百部菀，白前桔甘荆陈研。

10. 金沸草散

【病机】　　　　　　　　六经

表证：风寒、表实　　　　　"太阳病"

里证：痰　　　　　　　　　"太阴病"

【药证】

表证：风寒、表实　　　　　麻黄、荆芥、甘草、生姜、大枣

里证：痰　　　　　　　　　旋覆花、前胡、半夏、赤芍

【症状】

表证：风寒、表实　　　　　恶寒发热，鼻塞流涕，脉浮，（无汗，身疼痛）

里证：痰　　　　　　　　　咳嗽痰多，苔白腻

【组成】旋覆花三两（90g）麻黄去节，三两（90g）前胡三两（90g）荆芥穗四两（120g）甘草炙，一两（30g）半夏洗净，姜汁浸，一两（30g）赤芍药一两（30g）

【用法】上为末，每服二钱（6g），水一盏，加生姜、大枣，同煎至六分，热服。如汗出并三服。

---

11. 败毒散

【病机】　　　　　　六经

表证：风寒、表实　　　"太阳病"

里证：痰（上焦）、气虚　"太阴病"

【药证】

表证：风寒、表实　　　羌活、独活、川芎、柴胡、生姜、薄荷

里证：痰（上焦）　　　前胡、桔梗、枳壳

　　　气虚　　　　　　茯苓、人参、甘草

【症状】

表证：风寒、表实　　　憎寒壮热，头项强痛，肢体酸痛，无汗，

　　　　　　　　　　　鼻塞声重，脉浮

里证：痰（上焦）　　　咳嗽有痰，胸膈痞满，舌淡苔白

　　　气虚　　　　　　（食纳差，胃脘胀满），脉按之无力

【组成】柴胡去苗、前胡去苗，洗、川芎、枳壳去瓤，麸炒、羌活去苗、独活去苗、茯苓去皮、桔梗、人参去芦、甘草各三十两（各900g）

【用法】上为粗末。每服二钱（6g），水一盏，加生姜、薄荷各少许，同煎七分，去滓，不拘时服，寒多则热服，热多则温服。（现代用法：作汤剂煎服，用量按原方比例酌减）

歌　诀　人参败毒羌独芎，柴前枳桔苓草从。

岳美中

【临床大师岳美中医案解析】

李某，39岁，男性，干部。于1970年春季就诊。患皮肤病，遍体生疮疖，终年此愈彼起，并患顽癣。视其疮疖，项部为多，顽癣则腰、腹部及大腿部丛生，粘连成片如掌大，时出黄水，奇痒难熬，久治不愈。诊其脉虽稍数而中露虚象，舌边有齿痕。

本书作者解析：患者遍体疮疖、黏连成片如掌大、时出黄水、奇痒难熬考虑为风寒、风湿在表之太阳病，脉虚、舌边有齿痕，考虑为里气虚、痰饮

内蕴之太阴病，综合辨证为太阳太阴合病。

岳老予败毒散，疏方：党参 9g，茯苓 9g，甘草 6g，枳壳 6g，桔梗 4.5g，柴胡 6g，前胡 6g，羌活 9g，独活 6g，川芎 6g，薄荷 1.5g，生姜 6g，嘱服数剂。

结果：半月后复诊，察顽癣有收敛现象，嘱再服半月后，察大腿部顽癣皮脱落，露出鲜红嫩肉，腰腹部浓汁亦减少。因令他长期服用，3 个月后，只有腰部之顽癣未愈，而频年惯发疮疖从未发生。1972 年冬季追询，腰部顽癣仍存在，而疮疖则终未再发。

12. 荆防败毒散

【病机】	六经
表证：风寒、表实	"太阳病"
里证：痰（上焦）	"太阴病"

【药证】	
表证：风寒、表实	羌活、独活、荆芥、防风、川芎、柴胡
里证：痰（上焦）	前胡、桔梗、枳壳、茯苓、甘草

【症状】	
表证：风寒、表实	恶寒发热，无汗不渴，脉浮数
里证：痰（上焦）	（咳嗽有痰，胸膈痞满，舌淡苔白，食纳差）

【组成】羌活、柴胡、前胡、独活、枳壳、茯苓、荆芥、防风、桔梗、川芎各一钱五分（各 4.5g）甘草五分（1.5g）

【用法】用水一盏半，煎至八分，温服。

13. 仓廪散

【病机】	六经
表证：风寒、表实	"太阳病"
里证：痰（上焦）、气虚	"太阴病"

【药证】

表证：风寒、表实	羌活、独活、川芎、柴胡、生姜、薄荷
里证：痰（上焦）	前胡、桔梗、枳壳
气虚	陈仓米、茯苓、人参、甘草

【症状】

表证：风寒、表实	恶寒发热，无汗，肢体酸痛，脉浮濡
里证：痰（上焦）	（咳嗽有痰，胸膈痞满），苔白腻
气虚	下痢，呕逆不食，食入则吐（食纳差，胃脘胀满），脉按之无力

【组成】 人参、茯苓、甘草、前胡、川芎、羌活、独活、桔梗、枳壳、柴胡、陈仓米各等分（各9g）

【用法】 上咬咀。加生姜、薄荷煎，热服。

14. 参苏饮

【病机】

	六经
表证：风寒、表实	"太阳病"
里证：气虚、痰（上焦）、气滞	"太阴病"

【药证】

表证：风寒、表实	苏叶、葛根、生姜
里证：气虚	人参、茯苓、炙甘草、大枣
痰（上焦）	半夏、前胡、桔梗
气滞	木香、枳壳、陈皮

【症状】

表证：风寒、表实	恶寒发热，无汗，头痛，鼻塞（肢体酸痛，脉浮濡）
里证：气虚	倦怠乏力，气短懒言，脉弱
痰（上焦）	咳嗽痰白（苔白腻）
气滞	胸脘胀满

【组成】人参、紫苏叶、干葛洗、半夏汤洗七次，姜汁制炒、前胡去苗、茯苓去皮，各三分（各6g）枳壳去瓤，麸炒、桔梗去芦、木香、陈皮去白、甘草炙，各半两（各4g）

【用法】上咬咀。每服四钱（12g），水一盏半，姜七片，枣一个，煎六分，去滓，微热服，不拘时候。（现代用法：加生姜7片，大枣1枚，水煎温服）

歌　诀　参苏饮内用陈皮，枳壳前胡半夏齐，
　　　　　　干葛木香甘桔茯，气虚外感最相宜。

15. 香薷散

【病机】　　　　　　　　　六经

表证：风寒、表实　　　　"太阳病"

里证：寒湿　　　　　　　"太阴病"

【药证】

表证：风寒、表实　　　　香薷

里证：寒湿　　　　　　　白扁豆、厚朴

【症状】

表证：风寒、表实　　　　恶寒发热，头重身痛，无汗，脉浮

里证：寒湿　　　　　　　腹痛吐泻，胸脘痞闷，舌苔白腻

【组成】香薷去土，一斤（500g）　白扁豆微炒、厚朴去粗皮，姜制，各半斤（各250g）

【用法】上为粗末，每服三钱（9g），水一盏，入酒一分，煎七分，去滓，水中沉冷。连吃二服，不拘时候。（现代用法：水煎服，或加酒少量同煎，用量按原方比例酌减）

歌　诀　香薷散中扁豆朴，祛暑解表化湿阻，
　　　　　　易豆为花加银翘，新加香薷治阴暑。

16. 桂枝人参汤

【病机】　　　　　　　　　六经

表证：风寒、表虚　　　　"太阳病"

里证：虚寒	"太阴病"

【药证】

表证：风寒、表虚	桂枝
里证：虚寒	干姜、人参、白术、甘草

【症状】

表证：风寒、表虚	恶寒发热，头身疼痛，（汗出），脉浮
里证：虚寒	腹痛，下利便溏，口不渴，舌淡苔白滑，脉虚

【组成】桂枝四两，别切（12g） 甘草四两，炙（9g） 白术三两（9g） 人参三两（9g） 干姜三两（9g）

【用法】上五味，以水九升，先煮四味，取五升，纳桂更煮，取三升，去滓，温服一升，日再，夜一服。

【临床大师胡希恕医案解析】

胡希恕

姜某，女，31岁，1963年4月9日初诊。两年来常发腹痛、腹泻，昨晚受凉后，又出现腹痛、腹胀、大便溏泻3次，并感身疼恶寒，口中和，不思饮，舌苔薄白，脉沉细。

本书作者解析：患者腹痛、腹胀、大便溏泻、口中和不思饮、苔薄白、脉沉细考虑为里虚寒之太阴病，而患者有明确的外感史、身疼恶寒，考虑为太阳病，综合辨证为太阳太阴合病。

胡老选用桂枝人参汤加苍术，疏方：桂枝10g，党参10g，干姜6g，炙甘草6g，苍术12g。

结果：服1剂，身疼痛减，服3剂，身疼痛已，腹泻已，仍纳差，与茯苓饮消息之。

17. 黄芪桂枝五物汤

【病机】   六经

表证：风寒、表虚	"太阳病"
里证：虚寒	"太阴病"

【药证】

表证：风寒、表虚	桂枝、芍药、生姜、大枣
里证：虚寒	黄芪

【症状】

表证：风寒、表虚	血痹，肌肤麻木不仁，（恶风汗出）
里证：虚寒	（脘腹胀满，肠鸣，便溏，口不渴，舌淡苔白滑），脉微涩而紧

【组成】黄芪三两（9g） 芍药三两（9g） 桂枝三两（9g） 生姜六两（18g） 大枣十二枚（4枚）

【用法】上五味，以水六升，煮取二升，温服七合，日三服。

歌　诀　黄芪桂枝五物汤，芍药大枣加生姜。

医案解析详见地黄饮子医案。

18. 七味白术散

【病机】　　　　　　　　　　六经

表证：风寒、表虚	"太阳病"
里证：气虚、气滞	"太阴病"

【药证】

表证：风寒、表虚	藿香、葛根
里证：气虚	人参、白术、茯苓、甘草
气滞	木香

【症状】

表证：风寒、表虚	肌热，（微恶寒，无汗，身疼痛）
里证：气虚	呕吐泄泻，（饮食不化，胸脘痞闷，四肢乏力，形体消瘦，面色萎黄，食少便溏，口不渴，舌淡苔白，脉虚弱）

| 气滞 | （脘腹胀痛，或胸脘痞闷不舒） |

【组成】人参二钱五分（6g）茯苓、炒白术各五钱（各12g）甘草一钱（3g）藿香叶五钱（12g）木香二钱（6g）葛根五钱（15g）

【用法】为粗末，每服二钱（6g），水煎服。

19. 升阳益胃汤

【病机】 六经

表证：风寒、表虚　　"太阳病"

里证：气虚、（湿热）　　"太阴病"

【药证】

表证：风寒、表虚　　羌活、独活、防风

里证：气虚　　黄芪、人参、白术、茯苓、白芍、甘草

　　（湿热）　　黄连、泽泻、柴胡、陈皮、半夏

【症状】

表证：风寒、表虚　　四肢不收，肢体重痛，（发热微恶寒，无汗，身疼痛）

里证：气虚　　怠惰嗜卧，饮食无味，食不消化，大便不调，（呕吐泄泻，胸脘痞闷，四肢乏力，形体消瘦，面色萎黄，口不渴，舌淡苔白，脉虚弱）

　　（湿热）　　口苦舌干

【组成】黄芪二两（30g）半夏汤洗、人参去芦、甘草炙，各一两（15g）独活、防风、白芍药、羌活各五钱（各9g）橘皮四钱（6g）茯苓、柴胡、泽泻、白术各三钱（各5g）黄连一钱（1.5g）

【用法】上㕮咀，每服三钱至五钱（15g），加生姜五片，大枣二枚，用水三盏，煎至一盏，去滓，早饭后温服。

20. 杏苏散

【病机】	六经
表证：风寒、表实	"太阳病"
里证：痰湿	"太阴病"

【药证】	
表证：风寒、表实	苏叶、生姜、甘草、大枣
里证：痰湿	陈皮、半夏、茯苓、前胡、桔梗、枳壳、杏仁

【症状】	
表证：风寒、表实	恶寒无汗，头微痛，鼻塞
里证：痰湿	咳嗽痰稀，咽干，苔白，脉弦

【组成】苏叶（9g） 半夏（9g） 茯苓（9g） 前胡（9g） 苦桔梗（6g） 枳壳（6g） 甘草（3g） 生姜（3片） 大枣（3枚） 杏仁（9g） 橘皮（6g）（原书未注用量）

【用法】水煎温服。

歌　诀　杏苏散内夏陈前，枳桔苓草姜枣研。

21. 不换金正气散

【病机】	六经
表证：风寒、表实	"太阳病"
里证：痰湿	"太阴病"

【药证】	
表证：风寒、表实	藿香
里证：痰湿	厚朴、苍术、陈皮、半夏、甘草

【症状】	
表证：风寒、表实	恶寒发热，（无汗，脉浮）
里证：痰湿	呕吐腹胀，或霍乱吐泻，或不服水土，舌苔白腻等

【组成】藿香、厚朴、苍术、陈皮、半夏、甘草各等分（各10g）

【用法】上为散，每服四钱（12g），水一盏，加生姜三片，煎至六分，去滓热服。

22. 藿香正气散

【病机】　　　　　　　　　六经

表证：风寒　　　　　　　　"太阳病"

里证：湿（在中焦）、气滞　"太阴病"

【药证】

表证：风寒　　　　　　　　藿香、紫苏、白芷

里证：湿（在中焦）　　　　白术、茯苓、半夏曲、桔梗、甘草

　　　气滞　　　　　　　　陈皮、大腹皮、厚朴

【症状】

表证：风寒　　　　　　　　恶寒发热，（无汗，头痛，身痛）

里证：湿（在中焦）　　　　偶有呃逆，恶心，呕吐，大便多时干时稀，

　　　　　　　　　　　　　舌淡苔白腻，脉沉细滑或浮细滑

　　　气滞　　　　　　　　胸膈满闷，胃脘胀满，或食后脘腹胀满

【组成】大腹皮、白芷、紫苏、茯苓去皮，各一两（30g）半夏曲、白术、陈皮去白、厚朴去粗皮，姜汁炙、苦桔梗各二两（各60g）藿香去土，三两（90g）甘草炙，二两半（75g）

【用法】上为细末，每服二钱，水一盏，姜三片，枣一枚，同煎至七分，热服，如欲出汗，衣被盖，再煎并服。（现代用法：散剂，每服9g，生姜、大枣煎汤送服；或作汤剂，加生姜、大枣，水煎服，用量按原方比例酌定）

歌　诀　藿香正气大腹苏，桔甘陈苓朴白术，
　　　　夏曲白芷加姜枣，风寒暑湿岚障除。

23.六和汤

【病机】	六经
表证：风寒、表实	"太阳病"
里证：痰湿	"太阴病"

【药证】

表证：风寒、表实	藿香、香薷、甘草、生姜、大枣
里证：痰湿	砂仁、半夏、杏仁、人参、茯苓、白扁豆、木瓜、厚朴

【症状】

表证：风寒、表实	（恶寒发热，无汗，头痛，身痛，脉浮）
里证：痰湿	霍乱吐泻，倦怠嗜卧，胸膈痞满，舌苔白滑

【组成】缩砂仁、半夏汤泡七次、杏仁去皮尖、人参、甘草炙，各一两（各30g）赤茯苓去皮、藿香叶拂去尘、白扁豆姜汁略炒、木瓜各二两（各60g）香薷、厚朴姜汁制，各四两（各120g）

【用法】上锉，每服四钱（12g），水一盏半，生姜三片，枣子一枚，煎至八分，去滓，不拘时服。（现代用法：亦可作汤剂，水煎服，用量按原方比例酌定）

24.藿朴夏苓汤

【病机】	六经
表证：风寒、表实	"太阳病"
里证：痰湿	"太阴病"

【药证】

表证：风寒、表实	藿香、淡豆豉
里证：痰湿	半夏、赤茯苓、杏仁、生苡仁、白豆蔻、通草、猪苓、泽泻、厚朴

【症状】

表证：风寒、表实	身热恶寒，（无汗，头痛，身痛，脉浮）
里证：痰湿	肢体倦怠，胸闷口腻，舌苔薄白，脉濡缓

【组成】 藿香二钱（6g） 半夏钱半（4.5g） 赤苓三钱（9g） 杏仁三钱（9g） 生苡仁四钱（12g） 白蔻仁一钱（3g） 通草一钱（3g） 猪苓三钱（9g） 淡豆豉三钱（9g） 泽泻钱半（4.5g） 厚朴一钱（3g）

【用法】 水煎服。

25. 五苓散

【病机】　　　　　　　　六经

表证：风寒、表虚	"太阳病"
里证：水湿	"太阴病"

【药证】

表证：风寒、表虚	桂枝
里证：水湿	猪苓、泽泻、白术、茯苓

【症状】

表证：风寒、表虚	头痛微热，（汗出），脉浮或浮数
里证：水湿	小便不利，烦渴欲饮，甚则水入即吐；或脐下动悸，吐涎沫而头目眩晕；或短气而咳；或水肿、泄泻；舌苔白

【组成】 猪苓十八铢（9g），去皮　泽泻一两六铢（15g）　白术十八铢（9g）　茯苓十八铢（9g）　桂枝半两（6g），去皮

【用法】 捣为散，以白饮和服方寸匕，日三服，多饮暖水，汗出愈，如法将息。（现代用法：散剂，每服6～10g；汤剂，水煎服，多饮热水，取微汗，用量按原方比例酌定）

歌　诀　五苓散用猪茯苓，泽泻白术桂枝行。

胡希恕

【临床大师胡希恕医案解析】

李某,男,47岁,1975年7月27日会诊。患者自感上腹有肿物已2个多月,因无不适,未曾检查治疗。近1个月来因感左上腹痛而来门诊治疗。经内外科检查,怀疑是肿瘤而收住院治疗。查体:上腹左右均可触及拳头大实性肿物,表面不光滑,轻度压痛,部位深在,与体位无关。尿常规:蛋白(+),红细胞15～20/HP,白细胞3～5/HP。血沉61mm/h。尿酚红排泄试验:一杯3%、二杯5%、三杯5%、四杯7%。静脉肾盂造影:左肾扩大,右肾未显影。临床诊断:双肾肿瘤?肾结核?因尚等待手术,要求服中药一试。会诊症见:左腹胀痛,头晕,心悸,汗出,恶风,口渴思饮,饮后渴仍不止,心下有水响,尿频涩痛,舌苔白,脉浮数,心率100次/分。

本书作者解析:患者汗出、恶风、脉浮数考虑为太阳表虚证,左腹胀痛、头晕、心悸、口渴思饮、饮后渴仍不止、心下有水响、尿频涩痛、舌苔白考虑为水饮内停之太阴病,临床上口渴思饮、饮后渴仍不止容易误辨为里实热之阳明病,但患者饮后出现心下有水响可以断定为里虚寒水饮内停证,综合辨证为太阳太阴合病。

胡老选用五苓散,疏方:猪苓10g,泽泻15g,苍术10g,茯苓12g,桂枝10g,滑石30g,阿胶(烊化)10g,生大黄3g,生苡仁30g。

结果:上药服2剂后,小便增多,尿中排出绿豆大结石。3剂服完后,连续四五天排出细沙样结石,腹部肿物消逝于无形,其他症状也全消失。追访5年未见复发。

26. 蠲痹汤

【病机】　　　　　　　　　六经
表证:风湿、表虚　　　　　"太阳病"
里证:气虚　　　　　　　　"太阴病"

【药证】
表证:风湿、表虚　　　　　羌活、防风、白芍
里证:气虚　　　　　　　　黄芪、姜黄、甘草、当归

【症状】

表证：风湿、表虚	（汗出恶风），肩项臂痛，举动艰难，手足麻木，（脉浮）
里证：气虚	（纳少，神疲乏力）

【组成】当归去土，酒浸一宿、羌活去芦头、姜黄、黄芪蜜炙、白芍药、防风去芦头，各一两半（各45g）甘草炙，半两（15g）

【用法】上㕮咀，每服半两（15g），水二盏，加生姜五片，同煎至一盏，去滓温服，不拘时候。

27. 独活寄生汤

【病机】　　　　　　六经

表证：风湿、表虚	"太阳病"
里证：寒湿、津液虚	"太阴病"

【药证】

表证：风湿、表虚	独活、细辛、秦艽、防风
里证：寒湿	桑寄生、杜仲、牛膝、人参、茯苓、肉桂
津液虚	当归、白芍、生地、川芎、甘草

【症状】

表证：风湿、表虚	肢节屈伸不利，或麻木不仁
里证：寒湿	腰膝疼痛、痿软，畏寒喜温
津液虚	心悸气短，舌淡苔白，脉细弱

【组成】独活三两（9g）桑寄生、杜仲、牛膝、细辛、秦艽、茯苓、肉桂心、防风、川芎、人参、甘草、当归、芍药、干地黄各二两（各6g）

【用法】上㕮咀，以水一斗，煮取三升，分三服，温身勿冷也。（现代用法：水煎服）

歌　诀　独活寄生胶防辛，地芍归芎肉桂苓，
　　　　　　杜仲牛膝人参草，顽痹风寒湿是因。

28. 三痹汤

【病机】	六经
表证：风湿、表虚	"太阳病"
里证：寒湿、津液虚	"太阴病"

【药证】

表证：风湿、表虚	防风、细辛、秦艽、独活
里证：寒湿	川断、杜仲、牛膝、肉桂、黄芪、人参、茯苓
津液虚	当归、白芍、生地、川芎、甘草、生姜、大枣

【症状】

表证：风湿、表虚	手足拘挛，或肢节屈伸不利，或麻木不仁
里证：寒湿	（腰膝疼痛、痿软，畏寒喜温）
津液虚	（心悸气短），舌淡苔白，脉细或脉涩

【组成】川续断、杜仲去皮，切，姜汁炒、防风、桂心、细辛、人参、白茯苓、当归、白芍药、甘草各一两（各30g）秦艽、生地黄、川芎、川独活各半两（各15g）黄芪、川牛膝各一两（各30g）

【用法】上为末，每服五钱（各15g），水二盏，加姜三片，大枣一枚，煎至一盏，去滓热服，不拘时候，但腹稍空服之。

【临床大师岳美中医案解析】

岳美中

尉某，男，55岁，干部。于1973年8月就诊。患者左半身偏枯已近5年，手足举动不遂，下肢麻痹尤甚，不能下床。舌质淡，脉紧而虚。

本书作者解析：患者左半身偏枯、手足举动不遂、脉紧，考虑为风湿在表之太阳病，另外，患者下肢麻痹、舌质淡、脉虚考虑为寒湿下注之太阴病，综合辨证为太阳太阴合病。

岳老选用三痹汤治疗，疏方：生黄芪 18g，川续断 6g，川独活 6g，大秦艽 6g，北防风 6g，辽细辛 3g，川当归 9g，川芎 6g，熟地黄 9g，杭白芍 9g，桂心 9g，云茯苓 9g，川杜仲 9g，怀牛膝 9g，东人参 9g，炙甘草 1.5g。嘱连续服 30 剂再复诊。

结果：服 20 剂后即再来诊，云药后大见好转，已能下床活动，非常高兴。因照原方加量配制丸药一料，以便常服，增强体力。

29. 冷哮丸

【病机】　　　　　　　　六经

表证：风寒、表实　　　　"太阳病"

里证：寒痰　　　　　　　"太阴病"

【药证】

表证：风寒、表实　　　　麻黄、细辛

里证：寒痰　　　　　　　蜀椒、川乌、皂角、胆南星、白矾、半夏、紫菀、款冬花、杏仁

【症状】

表证：风寒、表实　　　　（背恶寒，发热无汗，身疼痛）

里证：寒痰　　　　　　　喘嗽痰多，胸膈痞满，倚息不得卧，遇寒加重，（舌淡，苔白，脉沉滑）

【组成】麻黄泡、川乌生、细辛、蜀椒、白矾生、牙皂去皮弦子，酢炙、半夏曲、陈胆星、杏仁去双仁者，连皮共用、甘草生，各一两（各 30g）　紫菀茸、款冬花各二两（各 60g）

【用法】共为细末，姜汁调神曲末打糊为丸，每遇发时，临卧生姜汤服二钱（6g），羸者一钱（3g），更以三建膏贴肺俞穴中。服后时吐顽痰，胸膈自宽。服此数日后，以补脾肺药调之，候发如前，再服。

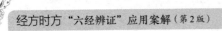
30. 玉屏风散

【病机】　　　　　　　　　　　六经

表证：风寒、表虚　　　　　　　"太阳病"

里证：气虚　　　　　　　　　　"太阴病"

【药证】

表证：风寒、表虚　　　　　　　防风

里证：气虚　　　　　　　　　　黄芪、白术

【症状】

表证：风寒、表虚　　　　　　　汗出恶风，脉浮

里证：气虚　　　　　　　　　　面色㿠白，舌淡苔薄白，脉虚

【组成】 防风一两（30g） 黄芪蜜炙、白术各二两（各60g）

【用法】 上咬咀，每服三钱（9g），用水一盏半，加大枣一枚，煎至七分，去滓，食后热服。（现代用法：研末，每日 2 次，每次 6～9g，大枣煎汤送服；亦可作汤剂，水煎服，用量按原方比例酌减）

歌　诀　　玉屏风散最有灵，芪术防风鼎足形。

岳美中

【临床大师岳美中医案解析】

张某，女性，44 岁。患头晕证，于 1972 年 10 月 14 日自山西来求诊。诊其脉虚弦，症状：头晕，耳鸣，时时呕吐，常发作，诊断为内耳眩晕症。认为是肝虚郁湿，投以加味抑肝散，先服 7 剂。复诊郁湿见去，继投养肝之剂，用治头晕。疏方：炒枣仁 9g，山药 9g，五味子 9g，当归 9g，桂圆肉 9g。嘱服多剂，持方而去。1973 年春季患者由上海来函述说服药经过，前方共煎服 20 剂，内耳眩晕症基本痊愈，唯现有自汗不止，恶风，经常感冒、咳嗽。

本书作者解析：该患者自汗不止、恶风为太阳表虚证，根据患者经常感冒、咳嗽，可推断患者应该还有"面色白，舌淡苔薄白，脉浮虚"等里气虚

之太阴病，综合辨证为太阳太阴合病。

岳老予玉屏风散，疏方：生黄芪 120g，白术 180g，北防风 60g，共为粗末（注意不要碾细，细则不宜煎服），每服 9g，煎两次，早晚服。嘱服完一料，以观后效。

结果：1973 年 7 月 18 日，患者又从上海来北京复诊。诉内耳眩晕症已半年多未犯。在服玉屏风散后，自汗痊愈，今隔两月，又复劳累自汗，但较前轻，现在感冒咳嗽，因予桑菊饮。嘱其咳愈后，仍服玉屏风散一料，以固表止汗。

九、阳明太阴合病

1. 麻子仁丸

【病机】	六经
里证：实热	"阳明病"
里证：津液虚	"太阴病"
【药证】	
里证：实热	大黄、枳实、厚朴
里证：津液虚	麻仁、杏仁、芍药、白蜜
【症状】	
里证：实热	大便秘结，（或伴腹痛），小便频数
里证：津液虚	（口干渴，舌红少苔），舌苔微黄少津

【组成】麻子仁二升（500g）芍药半斤（250g）枳实炙，半斤（250g）大黄去皮，一斤（500g）厚朴炙，去皮一尺（250g）杏仁去皮尖，熬，别作脂一升（250g）

【用法】上六味，蜜和丸，如梧桐子大，饮服十丸，日三服，渐加，以知为度（现代用法：上药为末，炼蜜为丸，每次 9g，每日 1～2 次，温开水送服。用量亦可按原方比例酌减，改汤剂煎服）

歌　诀　麻子仁丸治脾约，大黄枳朴杏仁芍。

胡希恕

【临床大师胡希恕医案解析】

李某，男，59 岁，1965 年 2 月 18 日初诊。感冒两周经服药治愈，唯胸胁闷满，纳差，大便干燥，三四日一行，苔白，脉弦细。肝下缘肋下 1cm 轻微压痛。

本书作者解析：患者大便干燥、纳差、胸胁闷满、苔白、脉弦细考虑为里实热所致的津液亏虚。

胡老选用麻子仁丸，早晚各1丸。

结果：服1日大便即通，继服无所苦。

2. 黄龙汤

【病机】	六经
里证：实热	"阳明病"
里证：气虚	"太阴病"
【药证】	
里证：实热	大黄、芒硝、枳实、厚朴
里证：气虚	人参、甘草、当归、生姜、大枣
【症状】	
里证：实热	自利清水，色纯青，或大便秘结，脘腹胀满，腹痛拒按，身热口渴，谵语，甚则循衣摸床，撮空理线，神昏肢厥，舌苔焦黄或焦黑
里证：气虚	神疲少气，（纳差，心下痞硬），脉虚

【组成】大黄（9g）芒硝（12g）枳实（6g）厚朴（3g）当归（9g）人参（6g）甘草（3g）（原书未著用量）

【用法】水二盅，姜三片，枣二枚，煎之后，再入桔梗煎一沸，热服为度。（现代用法：上药加桔梗3g、生姜3片、大枣2枚水煎，芒硝溶服）

歌　诀　黄龙汤枳朴硝黄，参归桔甘枣生姜。

3. 新加黄龙汤

【病机】	六经
里证：实热	"阳明病"
里证：气虚、津液虚	"太阴病"

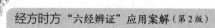
【药证】

里证：实热	大黄、芒硝
里证：气虚	人参、海参、甘草、当归
里证：津液虚	生地、玄参、麦冬、姜汁

【症状】

里证：实热　　　　　　　大便秘结，腹中胀满而硬，（自利清水，色纯青，或大便秘结，脘腹胀满，腹痛拒按，身热口渴，谵语，甚则循衣摸床，撮空理线，神昏肢厥，舌苔焦黄或焦黑）

里证：气虚　　　　　　　神疲少气，（纳差，心下痞硬），脉虚

里证：津液虚　　　　　　口干咽燥，唇裂舌焦，苔焦黄或焦黑燥裂

【组成】细生地五钱（15g）　生甘草二钱（6g）　人参另煎，一钱五分（4.5g）　生大黄三钱（9g）　芒硝一钱（3g）　玄参五钱（15g）　麦冬连心，五钱（15g）　当归一钱五分（4.5g）　海参洗，二条（2条）　姜汁六匙（6匙）

【用法】以水八杯，煮取三杯。先用一杯，冲参汁五分，姜汁二匙，顿服之。如腹中有响声，或转矢气者，为欲便也，候一二时不便，再如前法服一杯；候二十四刻不便，再服第三杯。如服一杯，即得便，止后服。酌服益胃汤一剂。余参或可加入。

---

4. 玉女煎

【病机】　　　　　　　六经

里证：实热	阳明病
里证：津液虚	太阴病

【药证】

里证：实热	生石膏、知母
里证：津液虚	熟地、麦冬、牛膝

【症状】

里证：实热　　　　　　　头痛，牙痛，齿松牙衄，烦热干渴，舌红

	苔黄，或消渴，消谷善饥
里证：津液虚	舌苔干燥，（脉沉细）

【组成】石膏三至五钱（9～15g）　熟地三至五钱或一两（9～30g）　麦冬二钱（6g）　知母、牛膝各一钱半（各5g）

【用法】上药用水一盅半，煎七分，温服或冷服。（现代用法：水煎服）

歌　诀　玉女煎用熟地黄，膏知牛膝麦冬襄。

刘渡舟

【临床大师刘渡舟医案解析】

　　郭某，女，38岁。牙疼龈肿，鼻腔及牙龈时常衄血，心烦，口干舌燥，欲思冷饮，小便黄，大便正常。舌红少苔而干，切其脉洪大。

　　本书作者解析：患者舌红、脉洪大、牙疼龈肿、鼻腔及牙龈时常衄血、心烦、小便黄考虑为里实热之阳明病，而口干舌燥、欲思冷饮、舌红少苔考虑为津液虚所致。

　　刘老选用玉女煎加减，疏方：生石膏30g，知母10g，生地10g，麦冬12g，牛膝6g，丹皮10g。

　　结果：服2剂而诸症皆愈。

5.知柏地黄丸

【病机】 六经

里证：寒湿 "太阴病"

里证：实热 "阳明病"

【药证】

里证：寒湿 熟地、山萸肉、山药、泽泻、茯苓

里证：实热 黄柏、知母、丹皮

【症状】

里证：寒湿 头目昏眩，耳鸣耳聋，腰膝酸痛，遗精梦泄

里证：实热 　　　　　　牙痛，五心烦热，血淋尿痛，骨蒸潮热，

　　　　　　　　　　　盗汗颧红，咽干口燥，舌质红，脉细数

【组成】熟地黄八钱（24g）　山萸肉、干山药各四钱（各12g）　泽泻、牡丹皮、茯苓

去皮，各三钱（各9g）　知母盐炒、黄柏盐炒，各二钱（各6g）

【用法】上为细末，炼蜜为丸，如梧桐子大，每服二钱（6g），温开水送下。

刘渡舟

【临床大师刘渡舟医案解析】

伯某，男，15岁。1995年2月14日初诊。患口腔溃糜3个月之久，曾服三黄片、牛黄解毒丸、导赤散等中药及西药抗生素类，不见好转，就诊时见口腔及下齿龈有多处小溃疡，糜烂疼痛，颈淋巴结肿大。伴头目眩晕，午夜潮热盗汗，心烦不得卧，口干，手足心灼热，欲握凉物为快，大便微干，小溲短赤。视其舌色红赤，切其脉弦细数。

本书作者解析：患者口腔溃糜、头目眩晕、心烦不得卧、口干、大便微干、小溲短赤、舌色红赤、脉弦数考虑为里实热证，而午夜潮热盗汗、手足心灼热、欲握凉物为快考虑为里有寒湿逼迫虚阳外越所致，而非真正的实热证，故综合辨证为太阴阳明合病。

刘老选用知柏地黄汤上清实热下祛寒湿，另外患者伴有颈淋巴结肿大，所以又加夏枯草、玄参、板蓝根、浙贝等以清热解毒、化痰散结，故疏方：知母10g，黄柏10g，丹皮10g，泽泻12g，茯苓12g，怀山药15g，熟地20g，山萸肉12g，玄参15g，板蓝根16g，夏枯草16g，浙贝10g。医嘱：忌食辛辣，油腻之物。

结果：共服药14剂而病痊愈，亦未复发。

6. 大补阴丸

【病机】　　　　　　　　六经

里证：寒湿　　　　　　　"太阴病"

里证：实热　　　　　　　"阳明病"

【药证】

里证：寒湿　　　　　　　熟地、龟板、猪脊髓、蜂蜜

里证：实热　　　　　　　黄柏、知母

【症状】

里证：寒湿　　　　　　　（头目昏眩，耳鸣耳聋，腰膝酸痛）

里证：实热　　　　　　　骨蒸潮热，盗汗遗精，咳嗽咯血，心烦易
　　　　　　　　　　　　怒，足膝疼热，舌红少苔，尺脉数而有力

【组成】熟地黄酒蒸、龟板酥炙，各六两（各180g）黄柏炒褐色、知母酒浸，炒，各四两（各120g）

【用法】上为末，猪脊髓蒸熟，炼蜜为丸。每服七十丸（6～9g）空心盐白汤送下。（现代用法：上为细末，猪脊髓适量蒸熟，捣如泥状；炼蜜，混合拌匀和药粉为丸，每丸约重15g，每日早晚各服1丸，淡盐水送服；或作汤剂，水煎服，用量按原方比例酌减）

歌　诀　　大补阴丸地龟板，知柏脊髓蜜为丸。

刘渡舟

【临床大师刘渡舟医案解析】

高某，男，22岁，未婚。1991年6月5日初诊。年壮火盛，素有失精走泄之患。有朋自远方来，馈赠红人参一大盒，置放床头，每晚在临睡前嚼服，经过数日，感觉周身烦热，躁动不安，口中干渴，晨起鼻衄。更为苦恼的是，阴茎勃起，阳强不倒，酸胀疼痛，精液频频走泄。心烦少寐，小便色黄，面色红赤，口唇深绛，舌边尖红，脉弦细数。

本书作者解析：患者舌边尖红，脉弦细数、面色红赤，口唇深绛、心烦少寐、周身烦热、躁动不安、口中干渴、晨起鼻衄、小便色黄，考虑为里实热之阳明病，因患者素有失精走泄之患，必有里虚之患，而表现最突出的里实热证亦是在里虚寒或寒湿的基础上转化所致。

刘老选用大补阴丸：生地20g，龟板20g，知母10g，黄柏10g，当归

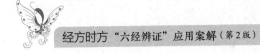

10g，白芍 10g，生甘草 6g，炙甘草 4g。

结果：药服 7 剂，则身不燥热，鼻衄停止，阴茎变软。又继服 5 剂，以上诸症尽退而愈。

7. 虎潜丸

【病机】	六经
里证：寒湿	"太阴病"
里证：实热	"阳明病"

【药证】

里证：寒湿	熟地、龟板、锁阳、虎骨、干姜、陈皮、白芍
里证：实热	黄柏、知母

【症状】

里证：寒湿	腰膝酸软，筋骨痿弱，腿足消瘦，步履乏力，或眩晕，耳鸣，遗精，遗尿
里证：实热	（骨蒸潮热，盗汗遗精，咳嗽咯血，心烦易怒，足膝疼热，舌红少苔，尺脉数而有力）

【组成】黄柏半斤（240g），酒炒　龟板四两（120g），酒炙　知母二两（60g），酒炒　熟地黄、陈皮、白芍各二两（60g）　锁阳一两半（45g）　虎骨（用狗骨代）一两（30g），炙　干姜半两（15g）《医方集解》所载虎潜丸尚多当归、牛膝、羊肉三味

【用法】上为末，酒糊丸，一方加金箔一片，一方用生地黄，懒言者加山药（现代用法：上为细末，炼蜜为丸，每丸重 9g，每次 1 丸，日服 2 次，淡盐水或温开水送下。亦可水煎服，用量按原方比例酌减）

十、少阴病

1. 麻黄附子细辛汤

【病机】	六经
表证：虚寒	"少阴病"
【药证】	
表证：虚寒	麻黄、附子、细辛
【症状】	
表证：虚寒	发热，恶寒甚剧，虽厚衣重被，其寒不解，或突发声音嘶哑，甚至失音不语，或咽喉疼痛，（无汗，肢体酸痛），神疲欲寐，舌淡苔白，脉沉微或沉微无力

【组成】 麻黄去节，二两（6g） 附子炮，去皮，一枚，破八片（9g） 细辛二两（3g）

【用法】 上三味，以水一斗，先煮麻黄，减二升，去上沫，内诸药，煮取三升，去滓。温服一升，日三服。（现代用法：水煎温服）

【临床大师胡希恕医案解析】

胡希恕

唐某，女性，40岁，1980年1月19日初诊。1979年3月出现哮喘，经中西药治疗不缓解。前医以三阳合病用大柴胡汤加生石膏加减，服38剂不效。近症：白天无咳喘，但有鼻塞流涕、头痛、口干不思饮、背恶寒、但欲寐，晚上胸闷喘息，喉中痰鸣，吐少量白痰，大便干，脉沉弦细，苔白根腻。变态反应检查对尘土、螨、花生、大豆等八种物质过敏；血流变学检查：全血比黏度6.25mPa·s，血浆比黏度1.98，全血还原黏度11.17，红细胞电泳16.70/s，红细胞压积47%；免疫球蛋白检查：IgG 1.24g/L，IgA 1.10g/L，IgM 1.38g/L；血乙酰胆碱 44.9μg%。西医诊断：支气管哮喘。

本书作者解析：患者鼻塞流涕、头痛、口干不思饮、背恶寒、但欲寐、晚上胸闷喘息、喉中痰鸣、吐少量白痰、大便干、脉沉弦细、苔白根腻考虑为虚寒表证之少阴病。

胡老选用温阳解表之麻黄附子细辛汤，疏方：麻黄 6g，细辛 6g，炮附子 6g。

结果：上药服 3 剂，鼻塞明显好转，头痛减，增加附子用量，经服 2 个多月，喘平。复查血流变学：全血比黏度 4.86mPa·s，血浆比黏度 1.94，全血还原黏度 9.74，红细胞电泳 15.03/s，红细胞压积 40%；免疫球蛋白：IgG 2.34g/L，IgA0.99g/L，IgM 2.11g/L；血乙酰胆碱 63.60μg%。经追访 3 年未见复发。

2.麻黄附子甘草汤

【病机】	六经
表证：虚寒	"少阴病"
【药证】	
表证：虚寒	麻黄、附子、甘草
【症状】	
表证：虚寒	恶寒身疼，无汗，微发热，或水病身面浮肿，气短，小便不利，（神疲欲寐），舌淡苔白，脉沉微、沉小或沉微无力

【组成】麻黄去节，二两（6g）甘草炙，二两（6g）附子炮，去皮，一枚，破八片（9g）

【用法】上三味，以水七升，先煮麻黄一两沸，去上沫，内诸药，煮取三升，去滓。温服一升，日三服。

【临床大师胡希恕医案解析】

许某，男性，47 岁，1978 年 5 月 4 日初诊。右侧偏头痛 2 天，自感无精神，两手逆冷，恶寒无汗，口中和，不思饮，舌质淡，苔薄白，脉沉细。

胡希恕

本书作者解析：患者头痛、精神弱、两手逆冷、恶寒无汗、口中和、不思饮、舌质淡、苔薄白、脉沉细考虑为虚寒表证即少阴病。

胡老选用麻黄附子甘草汤以温阳解表，并加一味川芎活血止痛，疏方：麻黄 10g，炮附子 10g，炙甘草 6g，川芎 10g。

结果：上药服 1 煎，微汗出，头痛解，未再服药，调养 2 天，精神如常。

3. 再造散

【病机】	六经
表证：虚寒	"少阴病"

【药证】	
表证：虚寒	桂枝、白芍、生姜、甘草、大枣、羌活、防风、川芎、细辛、附子、生黄芪、人参

【症状】	
表证：虚寒	恶寒发热，热轻寒重，无汗，脉浮大无力，肢冷，倦怠嗜卧，面色苍白，语声低微，（神疲欲寐），舌淡苔白，脉沉微、沉小或沉微无力

【组成】 黄芪（6g） 人参（3g） 桂枝（3g） 甘草（1.5g） 熟附子（3g） 细辛（2g）

羌活（3g） 防风（3g） 川芎（3g） 煨生姜（3g）

【用法】 水二盅，加大枣二枚，煎一盅。槌法再加炒白芍一撮，煎三沸，温服。

十一、厥阴病

1. 半夏泻心汤

【病机】	六经
半表半里证：虚寒（上热、下寒）	"厥阴病"

【药证】

半表半里证：虚寒

（上热）	黄连、黄芩
（下寒）	干姜、人参、半夏、大枣、甘草

【症状】

半表半里证：虚寒

（上热）	（口干渴），舌苔腻而微黄，（脉滑数）
（下寒）	心下痞，但满而不痛，或呕吐，肠鸣下利，（胃脘怕凉）

【组成】半夏半升（12g），洗　黄芩、干姜、人参各三两（各9g）　黄连一两（3g）　大枣十二枚（4枚），擘　甘草三两（9g），炙

【用法】上七味，以水一斗，煮取六升，去滓，再煎，取三升，温服一升，日三服。（现代用法：水煎服）

歌　诀　半夏泻心黄连芩，甘草干姜枣人参。

胡希恕

【临床大师胡希恕医案解析】

　　程某，女性，33岁，1967年3月7日初诊。原有肝炎，近1个月来恶心纳差，心下痞满，腹鸣便溏，舌糜且痛，苔黄，脉细弱。

本书作者解析：患者恶心纳差、心下痞满、腹鸣便溏、脉细弱考虑为下寒证，舌糜且痛、苔黄考虑为上热证，综合辨证为上热下寒之厥阴病。

胡老选用清上温下之半夏泻心汤，疏方：半夏 12g，党参 10g，黄芩 10g，黄连 6g，干姜 10g，大枣 4 枚，炙甘草 6g，生石膏 45g。

结果：药服 3 剂证愈。

2. 生姜泻心汤

【病机】   六经

半表半里证：虚寒（上热、下寒）   "厥阴病"

【药证】

半表半里证：虚寒

（上热）	黄连、黄芩
（下寒）	生姜、干姜、人参、半夏、大枣、甘草

【症状】

半表半里证：虚寒

（上热）	（口干渴，舌苔腻而微黄，脉滑数）
（下寒）	心下痞，但满而不痛，干噫食臭，腹中雷鸣下利

【组成】生姜四两（12g），切   甘草三两（9g），炙   人参三两（9g） 干姜一两（3g） 黄芩三两（9g） 半夏半升（9g），洗 黄连一两（3g） 大枣十二枚（4 枚）

【用法】上八味，以水一斗，煮取六升，去滓，再煎，取三升，温服一升，日三服。

胡希恕

【临床大师胡希恕医案解析】

彭某，女性，30 岁，1965 年 8 月 26 日初诊。因吃葡萄而患腹泻已 3 天，每日 3 次水样便，腹微疼，咽干不思饮，心下痞满，纳差，嗳气，腹时胀满而肠鸣辘辘，四肢乏力，苔白腻，脉弦滑。

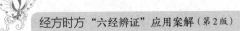
本书作者解析：患者腹泻、腹微疼、心下痞满、纳差、嗳气、腹时胀满而肠鸣辘辘、四肢乏力、苔白腻考虑为下寒证，咽干不思饮、脉弦滑考虑为上热证，综合辨证为上热下寒之厥阴病。

胡老选用生姜泻心汤清上温下，疏方：生姜12g，干姜3g，炙甘草10g，党参10g，半夏12g，黄芩10g，黄连10g，大枣4枚。

结果：上药服1剂，腹泻、腹疼止，服3剂诸症好转。

3. 甘草泻心汤

【病机】	六经
半表半里证：虚寒（上热、下寒）	"厥阴病"

【药证】

半表半里证：虚寒

（上热）	黄连、黄芩
（下寒）	甘草、干姜、人参、半夏、大枣

【症状】

半表半里证：虚寒

（上热）	心烦不得安，（口干渴，舌苔腻而微黄，脉滑数）
（下寒）	下利日数十行，谷不化，腹中雷鸣，心下痞硬而满，干呕

【组成】甘草四两（12g） 黄芩、人参、干姜各三两（各9g） 黄连一两（3g） 大枣十二枚（4枚） 半夏半升（9g），洗

【用法】上七味，以水一斗，煮取六升，去滓，再煎，温服一升，日三服。

胡希恕

【临床大师胡希恕医案解析】

史某，男性，42岁，住东四六条，1965年11月15日初诊。反复发作口舌溃疡2年，本次发作已半月。舌上舌下皆有巨大溃疡，因疼痛不能吃饭及说话，右胁微疼，大便少微溏，苔黄厚，脉弦滑。

本书作者解析：患者大便少微溏考虑为下寒证，口舌巨大溃疡、右胁微疼、苔黄厚、脉弦滑考虑为上热证，综合辨证为上热下寒之厥阴病。

胡老选用甘草泻心汤加减以清上温下，疏方：炙甘草 12g，黄芩 10g，干姜 6g，半夏 12g，大枣 3 枚，黄柏 10g，党参 10g。

结果：上药服 2 剂，舌疼已，进食如常，继调半月诸症消除。

4. 黄连汤

【病机】	六经
半表半里证：虚寒（上热、下寒）	"厥阴病"

【药证】

半表半里证：虚寒

（上热）	黄连
（下寒）	桂枝、干姜、人参、半夏、大枣、甘草

【症状】

半表半里证：虚寒

（上热）	胸脘痞闷，烦热，气逆欲呕，脉弦
（下寒）	腹中痛，或肠鸣腹泻，舌苔白滑

【组成】黄连、甘草炙、干姜、桂枝各三两（各9g）人参二两（6g）半夏半升（9g），洗　大枣擘，十二枚（4枚）

【用法】上七味，以水一斗，煮取六升，去滓，温服一升，日三服，夜二服。

刘渡舟

【临床大师刘渡舟医案解析】

林某，男，52 岁。1994 年 4 月 18 日初诊。患腹痛下利数年，某医院诊为非特异性溃疡性结肠炎。选用抗生素及中药治疗，收效不显。刻下：腹中冷痛，下痢日数行，带少许黏液，两胁疼痛，口苦口渴，欲呕吐。舌边尖红，苔白腻，脉沉弦。

本书作者解析：患者口苦口渴、两胁疼痛、欲呕吐、舌边尖红考虑为上热证，腹中冷痛、下痢日数行、带少许黏液、苔白腻、脉沉弦考虑为下寒证，综合辨证为上热下寒之厥阴病。

刘老选用黄连汤加减清上温下，疏方：黄连10g，桂枝10g，半夏15g，干姜10g，党参12g，炙甘草10g，大枣12枚，柴胡10g。

结果：服药7剂，腹痛、下痢、呕吐明显减轻，但仍口苦、口渴、胁痛，又用柴胡桂枝干姜汤清胆热温脾寒，服7剂而病愈。

5. 戊己丸

【病机】　　　　　　　　　　　六经

半表半里证：虚寒（上热、下寒）　"厥阴病"

【药证】

半表半里证：虚寒

　　　　（上热）　　　黄连、白芍

　　　　（下寒）　　　吴茱萸

【症状】

半表半里证：虚寒

　　　　（上热）　　　胃痛吞酸（胃脘隐痛，口干渴，舌红，脉数）

　　　　（下寒）　　　腹痛泄泻（肠鸣）

【组成】黄连、吴茱萸、白芍各五两（各10g）

【用法】为末，面糊为丸，如梧桐子大。每服二十丸（6g），浓煎米饮下，空心日三服。（现代用法：亦可作汤剂，水煎服）

---

6. 鳖甲煎丸

【病机】　　　　　　　　　　　六经

半表半里证：虚寒（上热、下寒）、血瘀、痰湿　"厥阴病"

【药证】

半表半里证：虚寒

（上热）	柴胡、黄芩、大黄、赤硝
（下寒）	干姜、桂枝、人参
血瘀	鳖甲、䗪虫、蜣螂、芍药、牡丹、蜂窠、桃仁、灶下灰、清酒、乌扇、鼠妇、紫葳、阿胶
痰湿	石韦、瞿麦、厚朴、半夏、葶苈

【症状】

半表半里证：虚寒（上热、下寒）　　饮食减少，时有寒热

血瘀、痰湿　　疟疾日久不愈，胁下痞硬（或硬）成块，结成疟母；以及癥瘕结于胁下，推之不移，腹中疼痛，身体肉消瘦，女子月经闭止（舌质暗，或舌有瘀斑、瘀点，脉涩）

【组成】鳖甲十二分（90g），炙　乌扇烧、黄芩、鼠妇熬、干姜、大黄、桂枝、石韦去毛、厚朴、紫葳、阿胶各三分（各22.5g）　柴胡、蜣螂熬，各六分（各45g）　芍药、牡丹去心、䗪虫熬，各五分（各37g）　蜂窠炙，四分（30g）　赤硝十二分（90g）　桃仁、瞿麦各二分（15g）　人参、半夏、葶苈各一分（各7.5g）

【用法】上二十三味，取煅灶下灰一斗，清酒一斛五斗，浸灰，候酒尽一半，着鳖甲于中，煮令泛烂如胶漆，绞取汁，内诸药，煎为丸，如梧桐子大。空心服七丸，日三服（现代用法：除硝石、鳖甲胶、阿胶外，20 味烘干碎断，加黄酒 600g 拌匀，加盖封闭，隔水炖至酒尽药熟，干燥，与硝石等三味混合粉碎成细粉，炼蜜为丸，每丸重 3g。每次服 1～2 丸，日 2～3 次，温开水送下）

---

7. 枳实消痞丸

【病机】　　　　　　　　　　　六经

半表半里证：虚寒（上热、下寒）　　"厥阴病"

【药证】

半表半里证：虚寒

上热　　　　　黄连、枳实

下寒	干姜、半夏、人参、白术、茯苓、厚朴、麦芽、甘草

【症状】

半表半里证：虚寒

上热	（口干），舌苔腻而微黄，脉弦
下寒	心下痞满，不欲饮食，倦怠乏力，大便不畅

【组成】干生姜、炙甘草、麦芽曲、白茯苓、白术各二钱（各6g）半夏曲、人参各三钱（各9g）厚朴炙，四钱（12g）枳实、黄连各五钱（各15g）

【用法】上为细末，汤浸蒸饼为丸，如梧桐子大，每服五七十丸，白汤下，食远服（现代用法：共为细末，水泛小丸或糊丸，每服6～9g，饭后温开水送下，日2次；亦可改为汤剂，水煎服）。

歌　诀　枳实消痞四君先，麦芽夏曲朴姜连。

8. 乌梅丸

【病机】	六经
半表半里证：虚寒（上热、下寒）	"厥阴病"

【药证】

半表半里证：虚寒

（上热）	黄连、黄柏、乌梅
（下寒）	附子、干姜、细辛、蜀椒、人参、当归、桂枝

【症状】

半表半里证：虚寒

（上热）	（口干，舌苔腻而微黄）
（下寒）	脘腹阵痛，烦闷呕吐，时发时止，得食则吐，甚则吐蛔，手足厥冷；久泻久痢

【组成】乌梅三百枚（480g）　细辛六两（180g）　干姜十两（300g）　黄连十六两（480g）当归四两（120g）　附子六两，炮去皮（180g）　蜀椒四两，出汗（120g）　桂枝六两，去皮（180g）　人参六两（180g）　黄柏六两（180g）

【用法】上十味，异捣筛，合治之。以苦酒渍乌梅一宿，去核，蒸之五斗米下，饭熟，捣成泥，和药令相得，内白中，与蜜杵二千下，丸如梧桐子大，每服十丸，食前以饮送下，日三服，稍加至二十丸。禁生冷、滑物、臭食等（现代用法：乌梅用50％醋浸一宿，去核捣烂，和入余药捣匀，烘干或晒干，研末，加蜜制丸，每服9g，日服2～3次，空腹温开水送下；亦可作汤剂，水煎服，用量按原方比例酌减）

歌　诀　乌梅丸用细辛桂，黄连黄柏及当归，
人参椒姜加附子，清上温下又安蛔。

胡希恕

【临床大师胡希恕医案解析】

索某，男，57岁，1965年7月16日初诊。胃脘痛、心下痞满、腹痛腹泻两年余，西医诊断为过敏性结肠炎，长期服中西药物皆罔效，近服香砂六君子汤加减，诸症更加重。近1周来每日大便2～3次，质溏，伴见肠鸣、头疼、口苦、咽干、思饮、四肢逆冷，苔白腻，脉沉弦细。

本书作者解析：患者口苦、咽干、思饮、头疼考虑为上热证，胃脘痛、心下痞满、大便溏泻、肠鸣、四肢逆冷、苔白腻、脉沉弦细考虑为下寒证，综合辨证为上热下寒之厥阴病。

胡老选用清上温下之乌梅丸，疏方：乌梅15g，细辛6g，干姜6g，黄连6g，当归6g，制附片10g，川椒10g，桂枝10g，党参10g，黄柏6g。

结果：上药服6剂，口苦减，四肢觉温，大便日1～2行。上药继服14剂，胃腹痛消除。

9. 连梅安蛔汤

【病机】 六经

半表半里证：虚寒（上热、下寒） "厥阴病"

【药证】

半表半里证：虚寒

（上热） 胡黄连、黄柏、槟榔、白雷丸、

乌梅

（下寒） 川椒

【症状】

半表半里证：虚寒

（上热） 面赤口燥，舌红，脉数

（下寒） 饥不欲食，食则吐蛔，甚则蛔动

不安，脘痛烦躁，手足厥逆

【组成】胡黄连一钱（3g） 川椒炒，十粒（2g） 白雷丸三钱（9g） 乌梅肉二枚（5g）

生川柏八分（2g） 尖槟榔磨汁冲，二枚（9g）

【用法】水煎服。

附录　方名笔画索引

四画

五画